Ahmed HARBAOUI

Hematomas extradurais da fossa cerebral posterior

Ahmed HARBAOUI

Hematomas extradurais da fossa cerebral posterior

Diagnóstico e tratamento

ScienciaScripts

Imprint

Cover image: www.ingimage.com

This book is a translation from the original published under ISBN 978-620-6-72534-3.

Publisher:
Sciencia Scripts
is a trademark of
Dodo Books Indian Ocean Ltd. and OmniScriptum S.R.L publishing group

120 High Road, East Finchley, London, N2 9ED, United Kingdom
Str. Armeneasca 28/1, office 1, Chisinau MD-2012, Republic of Moldova, Europe
Managing Directors: Ieva Konstantinova, Victoria Ursu
info@omniscriptum.com

Printed at: see last page
ISBN: 978-620-8-35471-8

ÍNDICE DE CONTEÚDOS

INTRODUÇÃO

O traumatismo crânio-encefálico (TCE) é um importante problema de saúde pública em muitos países. É a principal causa de morte na população com idades compreendidas entre os 15 e os 25 anos e a principal causa de incapacidade antes dos45 anos [1].

O hematoma extradural (HED) ou hematoma epidural é uma complicação pouco frequente, mas potencialmente grave, do traumatismo craniano. É definido como uma acumulação de sangue no espaço epidural entre a mesa interna do osso e a dura-máter. Representa a emergência neurocirúrgica por excelência [1].

A sua localização na fossa cerebral posterior é muito rara, mas é particularmente grave porque resulta, na maioria das vezes, de um traumatismo direto e violento aplicado diretamente na região occipital. O quadro clínico é classicamente definido por um drama de três fases, sendo a primeira fase o traumatismo, que pode ser acompanhado por uma perda inicial de consciência, seguida de um período de lucidez ou intervalo livre, e depois a fase de agravamento secundário, em que surgem sinais neurológicos e alteração do estado de consciência [1,2].

O tratamento dos hematomas extradurais tem beneficiado muito com os avanços da imagiologia médica e, em particular, com o advento da tomografia computorizada (TC) cerebral, que permite não só efetuar uma avaliação completa da lesão na urgência, mas também estabelecer a indicação cirúrgica, monitorizar e acompanhar os doentes após o tratamento [2].

No nosso trabalho, estudaremos através de um estudo retrospetivo relativo a 25 pacientes a gestão de hematomas extradurais da fossa cerebral posterior pelo serviço de neurocirurgia do principal hospital militar de instrução de Tunes durante um período de 16 anos entre janeiro de 2000 e dezembro de 2015).

LEMBRETE ANATOMIA

I. Geral

A fossa cerebral posterior (FPC) é uma cavidade osteofibrosa inextensível localizada na parte póstero-inferior da base do crânio, acima do canal espinal[3]. É a mais larga e mais profunda das três fossas intracranianas. As suas dimensões, que variam consoante a raça e o indivíduo, são aproximadamente 12 cm de largura, 7 cm de comprimento e 4 cm de altura [3].

Estende-se acima da incisão tentorial (forame oval de Paccioni), através da qual comunica com a camada supratentorial, até ao forame magno na parte inferior, onde comunica com o canal medular.

É limitado [3]: (Figura 1)

- Anteriormente, pela superfície dorsal da sela túrcica do osso esfenoidal e pela lâmina basilar do osso occipital;
- Atrás e abaixo da escama occipital larga, centrada no forame magno;
- Em cima, através da tenda do cerebelo;
- Lateralmente, de cada lado, forma com o bordo inferior da rocha a calha petro-basilar por onde passa o seio petroso inferior.

A sua base intracraniana é penetrada pelo forame jugular, o meato auditivo interno e o canal condilar [3-5].

A PCF contém as vias que regulam o nível de consciência e as funções vitais autonómicas, bem como os centros de equilíbrio e estática, e os receptores para a atividade motora e sensorial na cabeça, tronco e extremidades. Apenas os dois primeiros pares de nervos cranianos estão localizados inteiramente fora da PCF; os outros dez pares têm uma porção dentro da PCF [4].

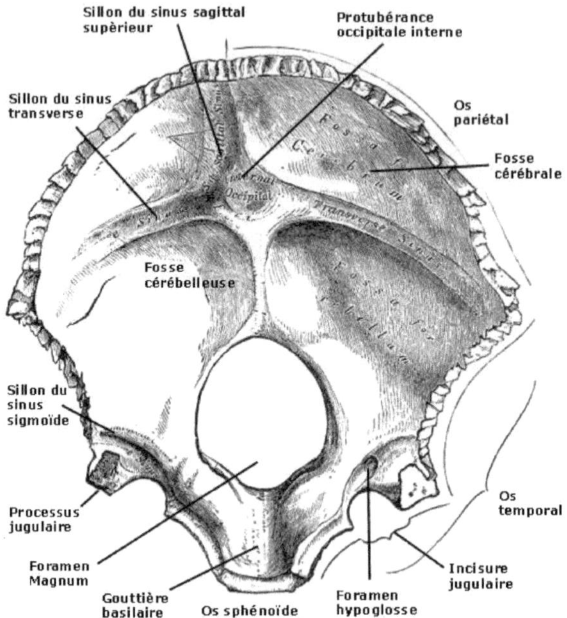

Figura 1: Vista endocraniana superior mostrando as paredes ósseas da FFC.

II. Conteúdo da fossa cerebral posterior

A fossa cerebral posterior contém o tronco cerebral e o cerebelo, centrados no 4º ventrículo. Contém também os nervos cranianos, os vasos e as meninges.

1. O cerebelo

Localiza-se atrás do tronco cerebral (ponte e medula oblonga) e é separado deste último na região medial pelo 4ème ventrículo [3,5] (Figura 2). Pesa em média 130 gramas no homem adulto e mede em média 10 cm de diâmetro transversal, 5 a 6 cm de diâmetro ântero-posterior e 6 a 7 cm de altura [3].

O cerebelo está ligado ao tronco cerebral por três pares de pedúnculos cerebelares [3]:

- Superior (brachium conjonctivum) liga o cerebelo ao mesencéfalo;
- O meio liga o cerebelo à protuberância anular;
- Inferior (corpos restiformes e juxtarestiformes) liga o cerebelo à medula oblonga.

A sua superfície (córtex cerebelar) é sulcada por numerosos sulcos grosseiramente transversais que separam as lamelas cerebelares. O cerebelo é constituído por dois grandes lobos laterais ou hemisférios cerebelares e uma porção medial que corresponde ao vermis [4,5].

Tem três lados:

- A superfície anterior cobre o teto do 4º ventrículo (V4) ao nível bulbo-protuberante;
- A superfície superior está separada da superfície inferior do córtex occipital pela tenda cerebelar, que corre obliquamente para cima e para a frente;
- A superfície inferior ou posteroinferior está ligada à escama do osso occipital e às suas meninges [4-7].

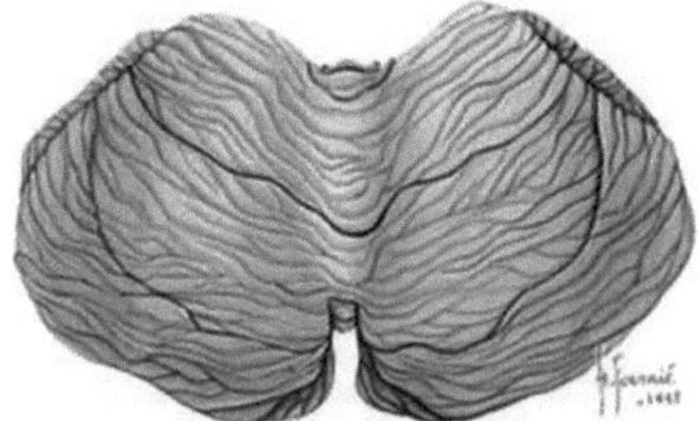

Figura 2: Vista posterior da fossa cerebral posterior mostrando o cerebelo.

2. O tronco cerebral

É uma estrutura de transição entre o cérebro e a medula espinhal, localizada na PCF em frente ao cerebelo e coberta pela tenda cerebelar;

O tronco cerebral está subdividido em 3 níveis, de baixo para cima [3,4]:

- a medula oblonga (derivada do mielencéfalo) ;
- a protuberância anular, a ponte de Pons ou a ponte de Varole (do metencéfalo);
- o mesencéfalo ou o pedúnculo cerebral.

O tronco cerebral contém todas as principais vias ascendentes e descendentes (sensoriais e motoras), os núcleos dos nervos cranianos e os do próprio tronco cerebral [3]. A cavidade ependimária dilata-se no tronco cerebral, formando o assoalho do 4º ventrículo. A substância reticular é uma rede de neurónios intercalada entre as estruturas anteriores [3-5]. Ela suporta a atividade cortical e controla o tónus.

3. O 4ème ventrículo

O 4ème ventrículo (V4) é uma cavidade mediana entre o cerebelo na parte posterior e o tronco cerebral na parte anterior [3,6]. Está ligado rostralmente, através do aqueduto de Sylvius, ao 3º ventrículo, caudalmente, através do forame de Magendie, à cisterna magna e lateralmente, através do forame de Luschka, às cisternas do ângulo ponto-cerebelar. O V4 tem um teto e um pavimento [7-10].

3.1. O piso V4

O pavimento de V4 tem forma de diamante com um grande eixo vertical e mediano. Tem um sulco mediano (caule do Calamus scriptorius) e o seu curto eixo horizontal contém as estrias medulares. Divide-se depois em dois triângulos e uma zona intermédia (juncional) [7,9].

- Em baixo: o triângulo bulbar (superfície posterior do bolbo);
- Em cima: o pôntico ou triângulo protuberante ;
- A junção entre os 2 triângulos.

Os seus limites laterais são representados por :

- A nível bulbar: os dois pedúnculos cerebelares inferiores, que ligam o bolbo ao cerebelo [3].
- A nível pontino: os dois pedúnculos cerebelares superiores, que ligam o mesencéfalo ao cerebelo [4].
- A junção: o enorme pedúnculo cerebelar médio, que une a protuberância ao cerebelo.
- O assoalho de V4 contém os núcleos dos nervos cranianos dispostos em colunas [3,5].
- Nas projecções internas: a coluna dos núcleos dos motores ;
- Na depressão intermédia: colunas de núcleos vegetativos ;
- Nas projecções externas: colunas de núcleos sensoriais e sensoriais.

3.2. O tejadilho do V4

O triângulo pontino é formado por uma lâmina de substância branca: o véu medular superior (válvula de Vieussens) [3]. O triângulo bulbar é limitado :

- No topo, a válvula do Tarin é uma lâmina horizontal de substância branca.
- Na parte inferior, pela membrana tectorial [5], perfurada ao meio pelo forame de Magendie e coberta pela mãe torta que forma, com a membrana, a teia coroidal inferior.

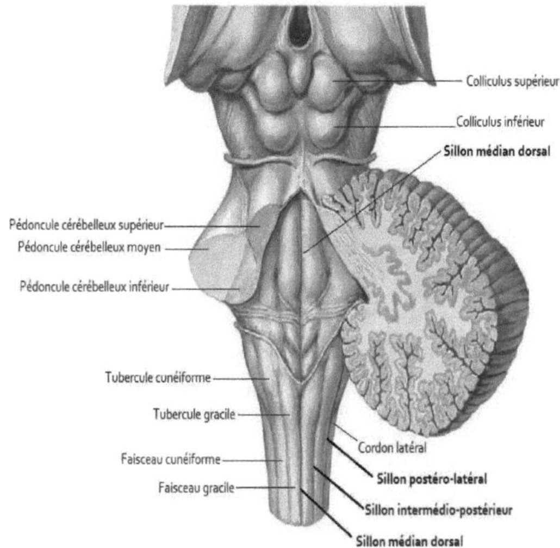

Figura 3: Vista posterior mostrando o triângulo bulbar no assoalho de V4

4. Os nervos cranianos

A maioria dos nervos cranianos origina-se no tronco cerebral, na face ântero-lateral do bulbo e da ponte, enquanto os últimos dez nervos cranianos atravessam os espaços aracnóides ao nível da PCF, no ângulo ponto-cerebelar, até aos orifícios ósseos na base do crânio [5-7].

Estas dividem-se em três grupos principais:

► Um grupo de topo representado por :

▪ O nervo oculomotor externo (VI), que nasce perto da parte mediana do sulco bulboprotuberano;

▪ O nervo trigémeo (V), que nasce um pouco mais acima na superfície anterior da protuberância.

► Um grupo intermédio representado pelo feixe acústico-facial formado pelo nervo o nervo facial (VII), o nervo intermédio de Wrisberg (VIIbis) e o nervo cocleovestibular (VIII), todos os três com origem na parte externa do sulco bulboprotuberantial.

► Um grupo inferior formado pelos nervos glossofaríngeo (IX), vago (X) e espinal (XI), todos os três com origem no sulco colateral posterior do bolbo.

▪ A estes três grupos principais há que acrescentar :

▪ O nervo hipoglosso maior (XII) nasce na parte inferior do sulco pré-olivar do bulbo;

▪ O nervo oculomotor comum (III) e o nervo troclear (IV) emergem da superfície ventral e dorsal do mesencéfalo, respetivamente [5,7].

5. Formações meníngeas

São formados por lagos cerebroespinhais e formações coroidais no teto do 4° ventrículo.

5.1. A dura-máter

Situa-se em contacto com o osso, forma os seios venosos ao dividir-se em dois e constitui :

- A tenda cerebelar: situada entre os lobos occipitais, na parte superior, e o cerebelo, na parte inferior. É uma camada fibrosa que se estende sobre a fossa craniana.

A sua borda medial, juntamente com o dorso da sela, forma os limites da incisura tentorial ou forame de Paccioni. Juntamente com o dorso da sela, o seu bordo medial forma os limites da incisura tentorial ou forame de Paccioni [4,6].

- A foice do cerebelo: localizada sob a tenda, representa uma extensão do cerebelo, fixada pelo seu bordo posterior à crista occipital medial e pelo seu bordo póstero-superior à tenda cerebelar [4,6].

5.2. A pega :

Forma o plexo coroide através dos seus prolongamentos membranosos, que são constituídos por duas lâminas unidas por finas trabéculas. Estas estão situadas no ângulo do cerebelo e da membrana tectorial. São elas [4,6].

- os plexos coróides do 4° ventrículo.

5.3. Navios-tanque

As cisternas são espaços subaracnóides situados entre as pielas e a membrana externa da camada aracnoide, que formam vários lagos contendo líquido cefalorraquidiano (LCR).

Estes reservatórios da FCP são representados por :

- Lago cerebelar superior: situado entre a tenda cerebelar e a superfície superior do cerebelo;
- A cisterna grande: é uma cisterna de número ímpar que banha a superfície póstero-inferior do cerebelo em torno do forame magno [3,4,6].
- A cisterna pré-pontina e as cisternas cerebelopontinas: situadas à frente da superfície anterior do pedúnculo e do cerebelo, contra a superfície posterior do cerebelo. du rocher [3, 4,6]

Estas diferentes formações aracnóides comunicam diretamente com o 4° ventrículo através dos orifícios de Magendie e de Luschka [6].

III. Vascularização da PCF :

1. Vascularização arterial

As duas artérias vertebrais dão origem à artéria basilar, que por sua vez dá origem a ramos destinados a vascularizar o tronco cerebral e o cerebelo [8-10].

1.1. Artéria vertebral

Origina-se da artéria subclávia e tem quatro porções: cervical (v1), vertebral (v2), suboccipital (v3) e intracraniana (v4), entrando no crânio através do forame magno, anterior ao nervo hipoglosso maior, e unindo-se com sua contraparte contralateral ao nível do sulco pulmonobulbar para formar a artéria basilar ou tronco basilar [8]. Ao nível da FFC, a artéria vertebral dá origem a várias colaterais:

▪ artérias espinais (anterior e posterior);

▪ ramos bulbares ;

▪ a artéria cerebelar póstero-inferior ou PICA, que é o maior ramo destinado aos plexos coróides do 4º ventrículo e ao cerebelo.

1.2. O tronco basilar

Também conhecida como artéria basilar, é formada pela união das duas artérias vertebrais ao nível do sulco ponto-bulbar. Segue aproximadamente o sulco basilar escavado na face anterior da ponte e tem dois ramos terminais ao nível da junção ponto-mesencefálica: as artérias cerebrais posteriores direita e esquerda [8].

Ao longo do percurso, dá origem ao :

▪ Perfuração das artérias pontinas, irrigação da ponte;

▪ Artérias cerebelares anteroinferiores, que irrigam o cerebelo e a ponte;

▪ Artérias cerebelares superiores, que irrigam a superfície superior do cerebelo.

Por fim, é preciso lembrar que todos esses ramos terminais cerebelares formam uma grande rede anastomótica ao nível da convexidade cerebelar, criando uma verdadeira rede vascular que envolve as estruturas da fossa posterior [8,9].

2. Vascularização venosa

A vascularização venosa da PCF é assegurada por :

- As veias bulbares, que formam uma fina rede pie-meriana que drena para o
- as veias medianas anterior e posterior.
- As veias cerebelares dividem-se em dois grupos:

▪ As veias cerebelares vermianas ou medianas, que drenam superiormente na grande veia de Galeno e no seio direito ou inferiormente na parte inferior do seio direito ou no seio lateral [10].

▪ As veias cerebelares laterais drenam em duas correntes: Um fluxo superior que leva ao seio petroso e ao seio lateral, e um fluxo inferior que leva ao seio lateral [10].

As veias da FFC drenam para seios localizados na dura-máter [9,10]:

- O seio direito, que atravessa a espessura da tenda do cerebelo ao nível da inserção da foice cerebral [10].
- Os seios petrosos superior e inferior: ligam os seios cavernosos aos seios transversos e à veia jugular interna [10].
- O seio occipital transverso ou plexo basilar: corre ao longo da superfície posterior da lâmina quadrilateral [10].
- O seio occipital posterior: corre ao longo do bordo posterior do forame magno.
- A prensa torcular ou de Herófilo: recebe o seio sagital superior, o seio reto e drena para os seios transverso e occipital [9,10].
- O seio lateral: nasce ao nível do toráculo, segue a maior circunferência da tenda cerebelar até ao forame rasgado posterior [9,10].

PACIENTES & MÉTODOS

I. Tipo de estudo

O nosso trabalho é um estudo descritivo retrospetivo de 25 doentes tratados no serviço de neurocirurgia do principal hospital de formação militar de Tunes por DHE da PCF, recolhidos durante um período de 16 anos, de janeiro de 2000 a dezembro de 2015.

II. População estudada

1. Critérios de inclusão

Optámos por incluir no estudo todos os casos de HED com CPF cujo diagnóstico foi confirmado por TC cerebral.

2. Critérios de exclusão

Nem todos os doentes foram incluídos no estudo:

- Situé en dehors de la période concernée par l'étude
- Dont le diagnostic étiologique reste incertain
- Dont la prise en charge a été faite en dehors du service de neurochirurgie de Hospital Militar de Tunes sobre a TAC cerebral.

III. Recolha de dados

Foram recolhidos dados epidemiológicos, clínicos e paraclínicos, bem como dados relativos ao diagnóstico etiológico, ao tratamento e aos resultados.

❖ **Dados epidemiológicos**

Especificámos a idade, o sexo e os hábitos, com especial atenção para o consumo de álcool, bem como os antecedentes, como a epilepsia, as perturbações da circulação sanguínea, a utilização de medicamentos, a diabetes e a hipertensão arterial.

❖ **Dados clínicos**

Registámos a hora e o motivo da consulta, as circunstâncias da ocorrência, o ponto de impacto craniano, a existência de ferida no couro cabeludo, a noção de perda de consciência inicial e o intervalo livre. Registámos os dados do exame neurológico, nomeadamente o score de Glasgow e os sinais locais, o exame local e o exame geral. A avaliação baseia-se na pontuação de Glasgow (GCS), que avalia o estado de consciência do doente através de três critérios: abertura ocular, resposta verbal e melhor resposta motora.

Tabela 1: Pontuação de Glasgow em adultos.

Abrir os olhos	Resposta verbal	Melhor resposta motor
4: Espontâneo	5: Orientado	6: Obedecer ao pedido verbal
3: A pedido	4: Confuso	5 : Orientado para a dor
2: Para a dor	3: Inadequado	4: Evasão inadequada à dor
1 : Nenhum	2: Incompreensível	3: Décortication (Flexão para dor)
	1 : Nenhum	2: Descerebração (Extensão à dor)
		1 :Nenhum

A resposta verbal é adequada à idade das crianças.

Tabela 2: Pontuação de Glasgow em crianças.

Abrir os olhos	Resposta verbal	Melhor resposta motor
4: Espontâneo	5: Orientado	6: Obedecer ao pedido verbal
3: A pedido	4: Palavras	5: Orientado para a dor
2: Para a dor	3: Sons	4: Evitamento não adaptado à dor
1 : Nenhum	2: Cris	3: Decapagem (Flexão para dor)
	1 : Nenhum	2: Descerebração (Extensão à dor)
		1 :Nenhum

❖ **Dados radiológicos**

Detalhámos o aspeto, a localização, o tamanho, o efeito de massa e outras lesões craniocerebrais associadas ao HED em PCF na TC cerebral. Definimos a espessura de um HED como a distância máxima entre a mesa interna do osso e a dura-máter. O cálculo foi efectuado com base em exames axiais. Registámos também a existência de lesões extra-cranianas associadas.

❖ **Métodos terapêuticos**

Registámos o tempo necessário para iniciar o tratamento e as várias medidas terapêuticas tomadas, nomeadamente a reanimação e o tratamento cirúrgico.

❖ **Evolução**

Foram recolhidos dados sobre a evolução imediata e secundária. Avaliámos as sequelas funcionais utilizando o

Escala de Resultados de Glasgow (GOS).
Esta classificação divide-se em cinco classes:

- GOS 5 = Boa recuperação: o doente retomou uma vida normal, embora possa ter problemas menores.
- GOS 4 = Incapacidade moderada: o doente tem uma incapacidade compatível com uma vida social; é independente na maioria das actividades da vida diária.

Podem regressar ao trabalho (eventualmente numa oficina protegida).

- GOS 3 = Incapacidade grave: o doente está consciente mas dependente nas actividades da vida diária; é impossível voltar ao trabalho.
- GOS 2 = Estado vegetativo: ausência de funcionamento do córtex cerebral; é

há respiração espontânea; o doente engole alimentos; é mudo.

- GOS 1= Morte.

Considerámos que o resultado era favorável se o GOS se situasse entre 5 e 4, e desfavorável se o GOS fosse inferior ou igual a 3.

❖ **Recolha e análise de dados estatísticos**

Todos os dados foram analisados com recurso ao software SPSS versão 21.0. A análise estatística permitiu efetuar um estudo descritivo e um estudo analítico. As variáveis qualitativas foram apresentadas em percentagem e as variáveis quantitativas em média.

RESULTADOS

I. Epidemiologia

1. Frequência

1.1. Incidência anual

O número total de doentes admitidos por DHE da fossa cerebral posterior durante este período de janeiro de 2000 a dezembro de 2015 foi de 25 casos, com uma média de 1,56 doentes por ano.

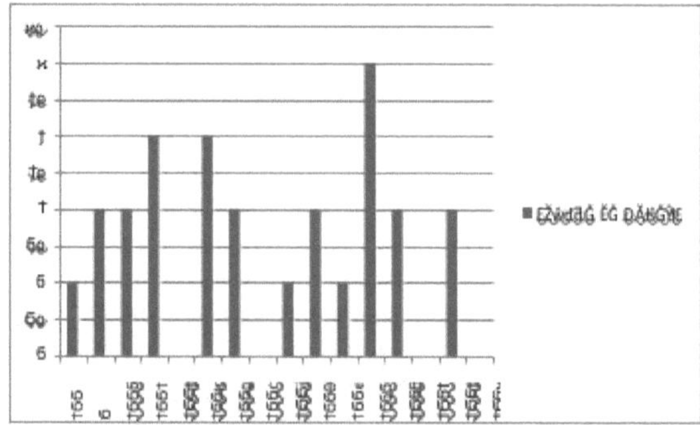

Figura 4: Número de casos de DHE da FCP por ano

1.2. Frequência em relação ao número total de hematomas extradurais

Durante o mesmo período, 126 doentes foram admitidos no Serviço de Neurocirurgia por hematoma extradural (HED), 25 dos quais tinham um hematoma extradural da fossa cerebral posterior, representando 19,84% de todos os HED.

Tabela 3: Frequência de DHE de PCF como proporção do total de DHE, por ano.

AnoNúmero de DHE da FCP		**Número total de HED**	**HED do FCP/HED**
2000	1	10	10%
2001	2	7	28,57%
2002	2	6	33,33%
2003	3	12	25%
2004	0	4	0%
2005	3	8	37,5%
2006	2	9	22,22%
2007	0	7	0%
2008	1	9	11,11%
2009	2	10	20%
2010	1	5	20%
2011	4	15	26,66%
2012	2	8	25%
2013	0	2	0%
2014	2	5	40%
2015	0	9	0%

1.3. Frequência comparada com ferimentos na cabeça

Durante o mesmo período, 619 doentes foram hospitalizados no Serviço de Neurocirurgia por traumatismo craniano (TC), 25 dos quais tinham um hematoma extradural da fossa cerebral posterior, representando 4,03% de todos os TC.

Tabela 4: Frequência de DHE na PCF em comparação com a TC, por ano.

Ano	Número de HEDs no FCP	Número de TC	FCP/TC HED
2000	1	45	2,22%
2001	2	38	5,26%
2002	2	37	5,40%
2003	3	35	8,57%
2004	0	39	0%
2005	3	35	8.57%
2006	2	36	5,55%
2007	0	40	0%
2008	1	37	2,7%
2009	2	38	5,26%
2010	1	35	2,85%
2011	4	47	8,51%
2012	2	40	5%
2013	0	38	0%
2014	2	42	4,76%
2015	0	37	0%

2. Idade

A média de idade da população estudada foi de 26,84%, com extremos variando de 5 a 69 anos.Dezesseis dos nossos pacientes (64% dos casos) tinham idade entre 16 e 40 anos, enquanto apenas 05 pacientes (20% dos casos) tinham mais de 40 anos. As crianças corresponderam a 16% dos pacientes, com 04 casos (qualquer paciente com idade igual ou inferior a 15 anos foi incluído nesta categoria).

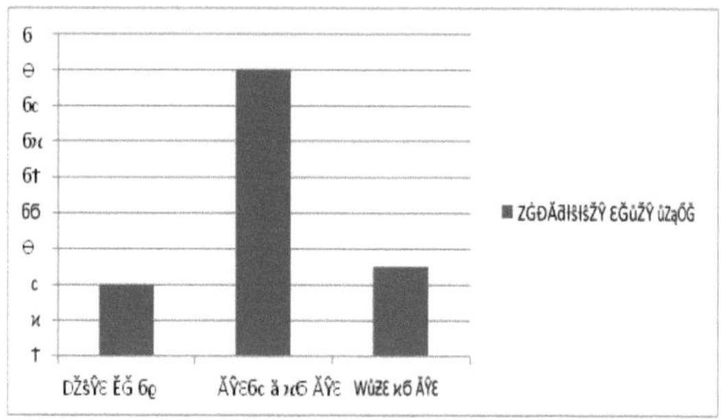

Figura 5: Repartição dos doentes por grupo etário.

3. Género

A nossa série foi predominantemente masculina, com 19 homens (76%) e 6 mulheres (24%), o que dá um rácio de sexo de 3,16.

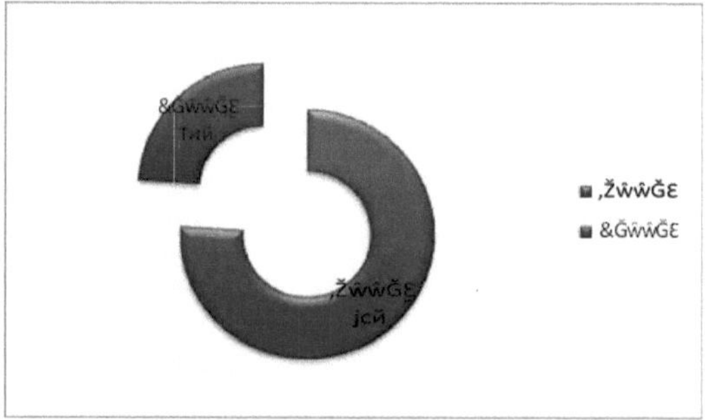

Figura 6: Repartição dos doentes por sexo.

4. Causas

As etiologias do traumatismo são representadas por :

- Acidentes de viação: Doze casos, ou seja, 48%.
- Quedas: Sete casos, representando 28%.

- Agressões: Seis casos, ou seja, 24%.

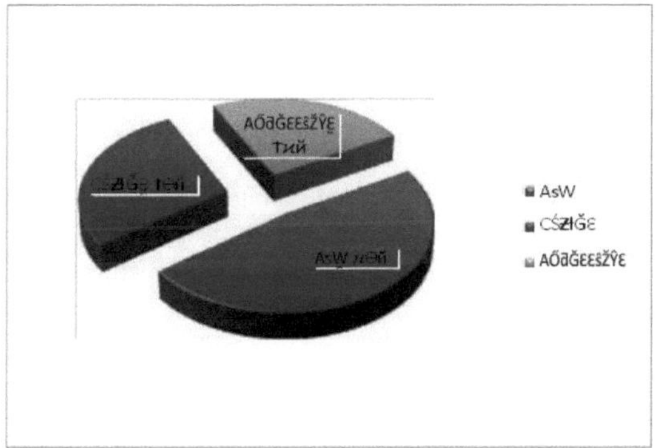

Figura 7: Distribuição geral da DHE na PCF por etiologia

Considerando todas as idades em conjunto, os acidentes vasculares cerebrais são a principal causa de DHE em PCF na nossa série.

II. Clínica

1. Período de consulta

Este atraso é definido pelo intervalo de tempo entre o traumatismo craniano e a admissão do doente no serviço de urgência. Na nossa série, o tempo médio foi de 24,08 horas, com extremos que variaram de 6 a 80 horas:

- Menos de 24 horas em 14 doentes (56%).
- Um dia em 6 doentes, ou seja, 24%.
- Dois dias em 3 doentes (12%).
- Três dias num único doente, ou seja, 4%.
- Mais de três dias num doente (4%).

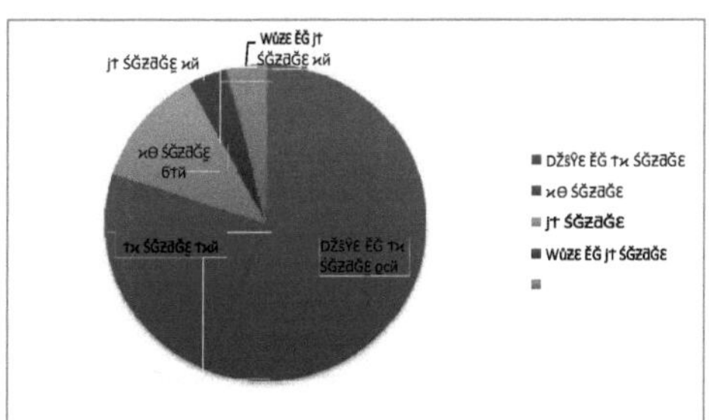

Figura 8: Repartição dos doentes por tempo de consulta

2. Perda inicial de consciência

A noção de uma perda de consciência inicial (LOC) foi encontrada em 19 pacientes da série, ou seja, 76%.

3. Intervalo livre

O intervalo livre é definido como o período de tempo após o traumatismo craniano que é marcado pela ausência de qualquer sintomatologia. Considerado durante muito tempo como um sinal clínico clássico do drama de três fases do hematoma extradural, apenas foi encontrado em 14 doentes da nossa série, ou seja, 56%.

4. O ponto de impacto

Na nossa série, o mecanismo de trauma foi o impacto direto na região nuco-occipital em 19 pacientes, ou seja, 76% dos casos.

5. sinais funcionais

Foram encontrados sinais de hipertensão intracraniana em 22 dos nossos doentes (88%).

Tabela 5: Distribuição dos sinais de HTIC nos doentes

Sinal clínico	Número de pacientes	percentagem
Dores de cabeça	22	88%
vómitos	20	80%

Registámos perturbações da consciência em 3 dos nossos doentes (12%).

6. Exame clínico

6.1. Exame geral

O estado hemodinâmico foi avaliado através da medição do pulso e da pressão arterial, enquanto o estado respiratório foi avaliado através da frequência respiratória. Todos os nossos doentes estavam estáveis do ponto de vista hemodinâmico e respiratório aquando da admissão.

6.2. O estado de consciência

A consciência foi avaliada utilizando o Glasgow Coma Score (GCS). Vinte e dois dos nossos doentes tinham uma GCS entre 13 e 15, 02 doentes tinham uma GCS entre 8 e 12 e apenas um doente tinha uma GCS inferior a 7.

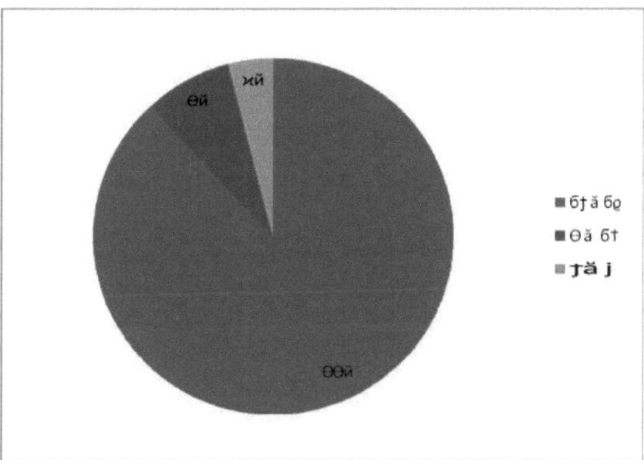

Figura 9: Distribuição dos doentes de acordo com a pontuação de Glasgow na admissão

6.3. Sinais neurológicos

Dez doentes apresentavam uma síndrome cerebelar (40%) e 04 dos nossos doentes apresentavam uma síndrome meníngea (16%).

6.4. Lesões associadas

6.4.1Lesões do couro cabeludo

Onze doentes tinham uma ferida no couro cabeludo (44%), cinco tinham uma ferida occipital (20%).

6.4.2Lesões sistémicas

Registámos lesões extracranianas associadas em 6 doentes:

- Quatro doentes apresentavam lesões faciais e otorrinolaringológicas, tais como feridas faciais, epistaxis e otorragia.
- Apenas um doente apresentava lesões abdominais sob a forma de contusão hepática.
- Um doente apresentava uma fratura da costela direita.
- Dois doentes apresentavam uma fratura estável da articulação toraco-lombar.
- Apenas um doente apresentava uma fratura fechada do membro superior direito.

III. Radiologia

O principal exame complementar efectuado em todos os nossos pacientes foi uma TAC cerebral. Esta permitiu-nos determinar :

1. A sede da HED

A HED da PCF foi unilateral em todos os casos e do lado direito em 16 pacientes. No caso de uma fratura occipital, todas as HEDs na PCF estavam do mesmo lado da fratura.

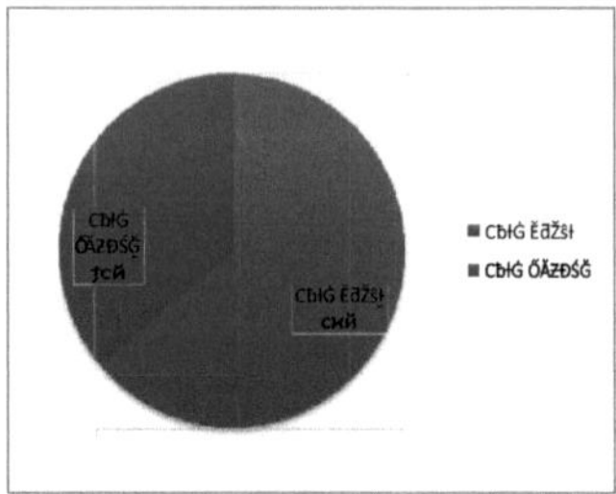

Figura 10: Discriminação da DHE do FCP por localização

2. Aspeto da HED

A aparência hiperdensa, homogénea e biconvexa do cristalino foi encontrada em 20 doentes (80%). Uma aparência hiperdensa heterogénea foi encontrada em 4 doentes (16%). Um aspeto hipodenso foi encontrado em apenas um doente (4%).

3. Espessura do HED do FCP

Dividimos os HEDs do FCP em 2 grupos de acordo com a sua espessura:

- o primeiro grupo: Espessura do HED inferior a 10 mm (encontrada em 17 doentes).
- O segundo grupo: Espessura do HED superior a 10 mm (encontrada em 8 pacientes).

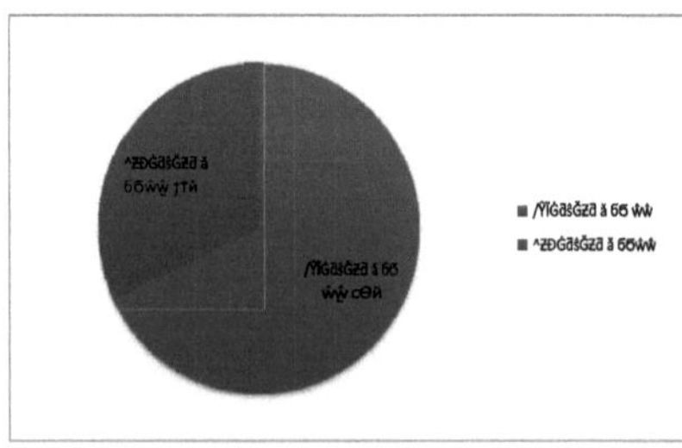

Figura 11: Distribuição de HED por espessura

4. O efeito de massa

Na nossa série, foi encontrado em 8 doentes (32%). O efeito de massa envolveu sempre o hemisfério cerebelar homolateral.

5. Fratura do crânio

Observámos uma fratura do crânio em 16 doentes (64%).

O local da fratura foi o occipital em 15 doentes, representando 93,75% de todas as fracturas e 60% da população total.

6. Outras lesões cranioencefálicas

Em 13 doentes, encontrámos lesões parenquimatosas sustentadoras associadas, tais como :

- Locais de contusões hemorrágicas: Seis pacientes.
- Hemorragia meníngea pós-traumática: Quatro pacientes.
- HED supra-tentorial: Três casos, dois dos quais occipitais e um parietal.
- Pneumencefalia: Três casos.

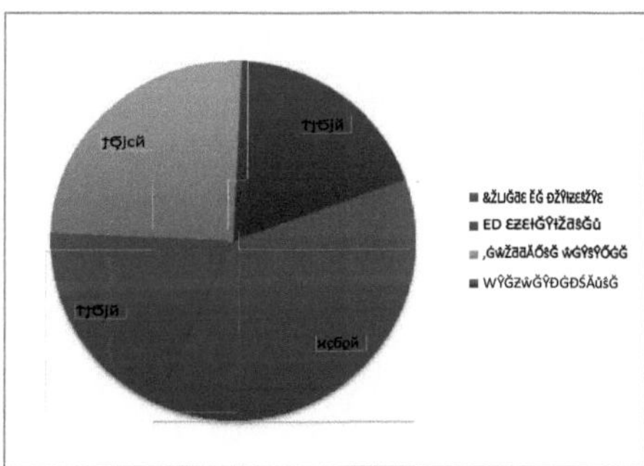

Figura 12: Distribuição das diferentes lesões cranioencefálicas

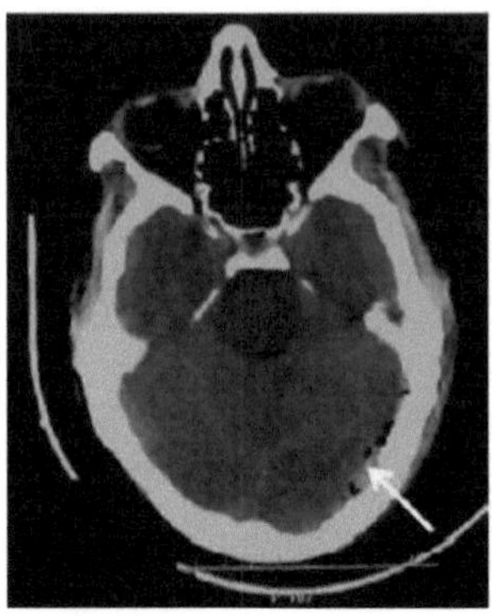

Figura 13: TAC cerebral em corte axial, janela parenquimatosa, mostrando uma lâmina de HED da PCF do lado esquerdo associada a bolhas de pneumencefalia.

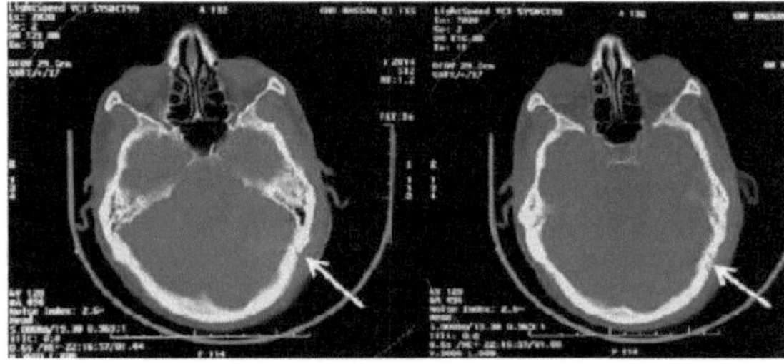

Figura 14: TAC cerebral em corte axial, janelas ósseas do mesmo doente

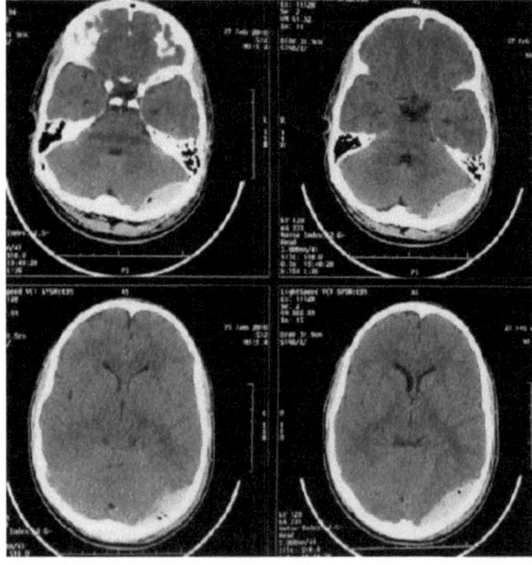

Figura 15: TAC cerebral em cortes axiais, janelas parenquimatosas, mostrando um HED franco esquerdo do PCF associado a um HED parieto-occipital esquerdo sustentorial.

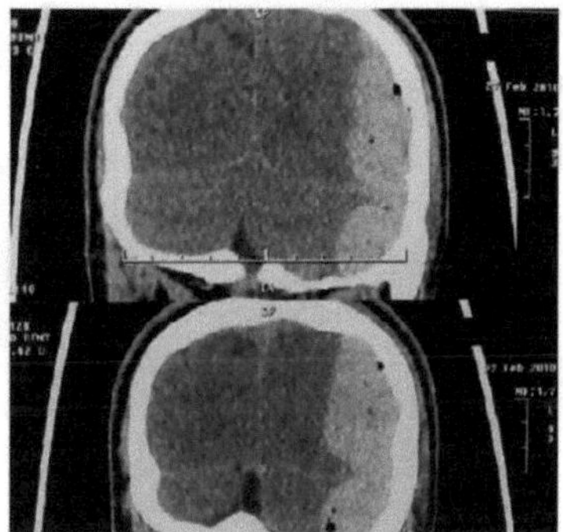

Figura 16: TAC cerebral com reconstruções coronais do mesmo doente da figura 14, mostrando um HED supratentorial e subtentorial esquerdo associado a pneumoencéfalo extradural.

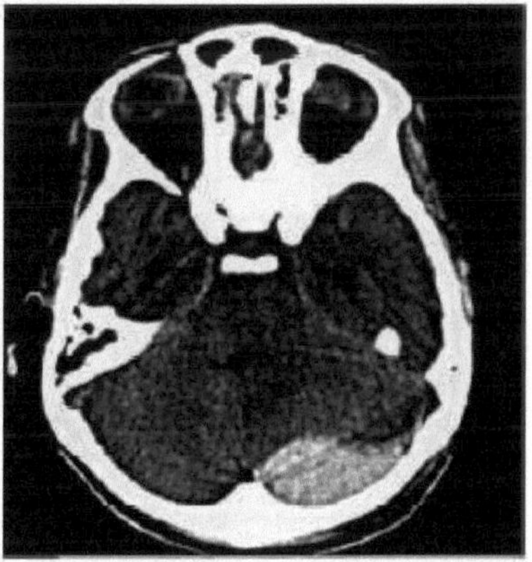

Figura 17: TC cerebral em corte axial, janela parenquimatosa, mostrando um grande HED subtentorial direito compressivo.

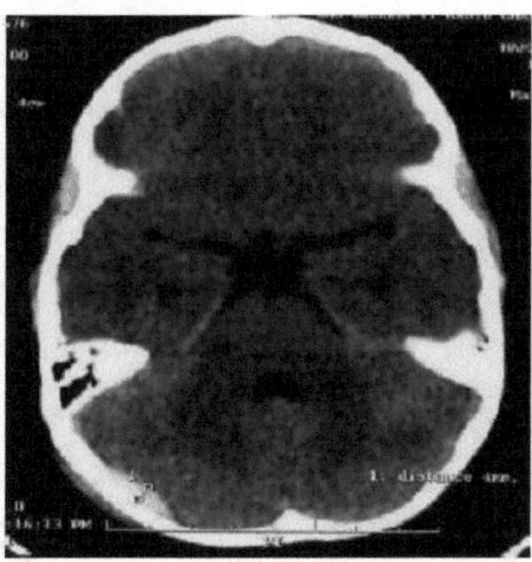

Figura 18: TAC cerebral em corte axial, janela parenquimatosa, mostrando uma lâmina de HED da PCF à esquerda.

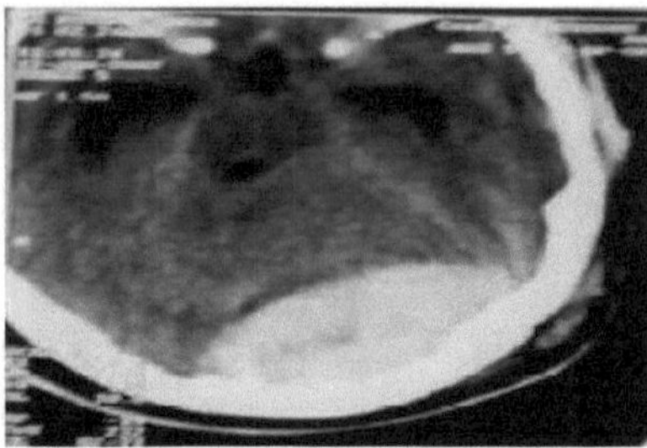

Figura 19: Secção axial centrada na PCF de uma HED esquerda de grande compressão.

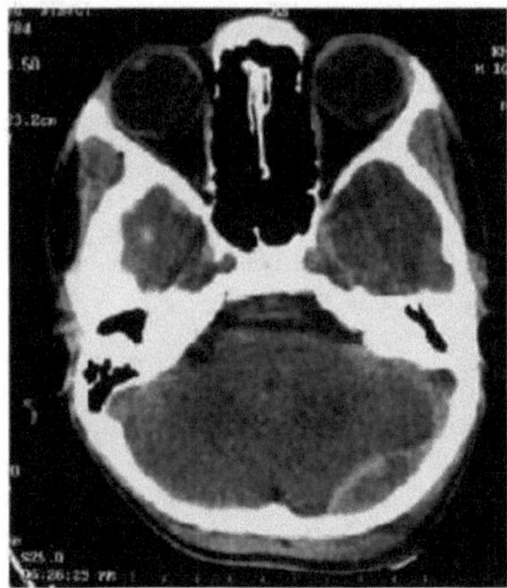

Figura 20: TAC cerebral em corte axial, janela parenquimatosa, mostrando HED heterogéneo da PCF esquerda.

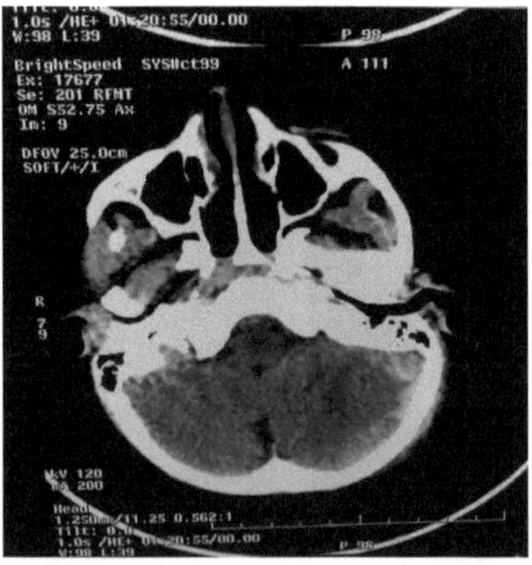

Figura 21: TAC cerebral em corte axial, janela parenquimatosa, mostrando uma lâmina HED heterogénea da PCF esquerda.

IV. Tratamento

1. Atitude terapêutica

A HED da FFC é uma emergência neurocirúrgica. Na nossa série, 8 doentes foram submetidos a cirurgia de urgência, tendo a indicação cirúrgica sido dada secundariamente em 3 doentes, quer na sequência de uma alteração secundária do estado de consciência, quer na sequência de uma TAC cerebral de seguimento que evidenciou um aumento do volume da HED do FCP. Catorze doentes foram submetidos a tratamento conservador, consistindo em terapêutica médica sintomática, com boa evolução clínica e radiológica, com desaparecimento secundário da EDH em exames à distância.

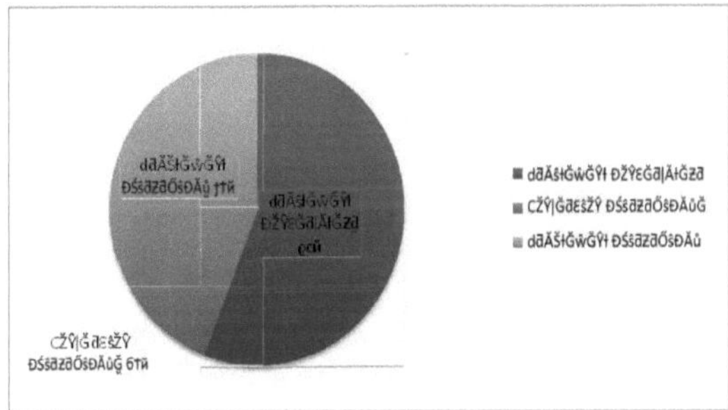

Figura 22: Distribuição dos doentes de acordo com o seu comportamento.

2. Técnica cirúrgica

Todos os nossos doentes foram submetidos a uma craniectomia sub-occipital óssea combinada com evacuação do hematoma e hemostase. Apenas um doente foi submetido a um retalho supratentorial em simultâneo, permitindo a evacuação de um HED sustentorial homolateral.

3. Origem da hemorragia

Conseguimos determinar a origem da hemorragia em 06 dos nossos doentes, ou seja, 75% dos doentes operados e 24% da população em geral (Tabela 6, Figura 23).

Tabela 6: Origem da hemorragia

Origem da hemorragia	Número de casos
Folha duremeriana	3
Seio lateral	2
Fratura óssea	1
Não encontrado	2

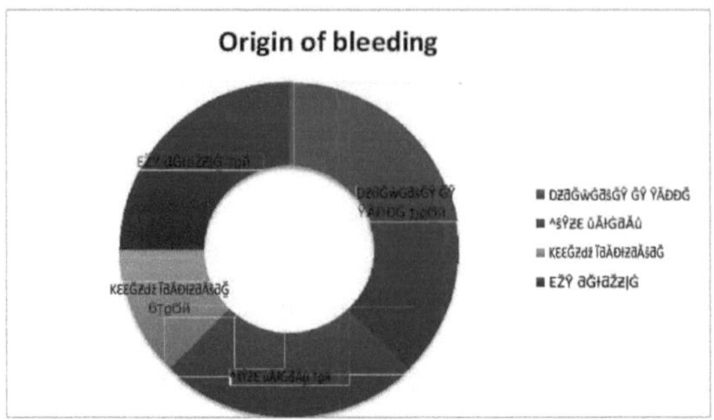

Figura 23: Distribuição dos doentes por causa de hemorragia

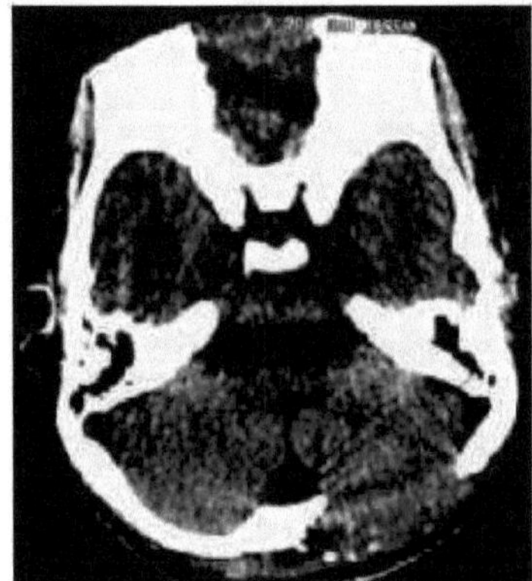

Figura 24: TAC do cérebro do doente da figura 19, secção axial, janela parenquimatosa, mostrando uma craniectomia occipital direita com evacuação quase completa do HED.

V. Evolução e prognóstico

1. Curso pós-operatório imediato

A evolução pós-operatória imediata foi simples em todos os nossos doentes.

2. Mortalidade

Não se registaram mortes na nossa série.

3. Prognóstico funcional

A evolução foi favorável em 23 doentes (Tabela 7).

Tabela 7: Repartição dos doentes por prognóstico funcional

Evolução	GOS	Número de pacientes	Percentagem
Favorável	5 e 4	23	92%
Desfavorável	3 e 2	2	8%

DISCUSSÃO

I. Epidemiologia

1. Frequência

A HED da FFC é uma lesão rara mas não excecional. No início do século XX, era geralmente descoberto durante as autópsias, o que dificultava o estabelecimento da frequência exacta desta lesão. Nos últimos anos, o número de HEDs do FFC diagnosticados aumentou acentuadamente graças ao desenvolvimento dos exames neurorradiológicos, nomeadamente a TC. Em 1990, Thierry et al [11] relataram 20 casos de HED da FCP tratados em 10 anos, ou seja, aproximadamente 6,5% de todas as HED. Em 1996, Costa Clara et al [12] descreveram na sua série 3 casos de HED do FCP entre 31 HED, ou seja, 9,7%, e entre 2372 traumatismos cranianos, ou seja, 1,3%. Em 2001, A. Kabre et al [13] relataram 130 casos de HED supratentorial e subtentorial, dos quais 20 casos estavam localizados na FFC, ou seja, 14,3% dos casos. Em 2007, Toshiaki Hayashi et al [14] relataram 21 DEH da FFC de um total de 251 DEH, estimando que esta entidade representava 8,4% de todos os DEH. Em 2008, Roka YB et al [15] descreveram 43 DEH do CPF numa série de 432 DEH, estimando a sua frequência em cerca de 10% dos casos. Bogdan Asanin [16] estimou que o BPE FCP representava 7,9% de todos os BPEs e 0,11% de todas as CTs. Em 2014, a série marroquina de Meknassi [18] descreveu 29 casos de DHG com FCP entre 425 DHG ou 6,8% dos casos e entre 7221 CT ou 0,97%. O nosso estudo foi retrospetivo e envolveu 25 casos de DHG com FCP entre 126 DHG e 619 CT geridos, coligidos ao longo de um período de 16 anos, de janeiro de 2000 a dezembro de 2015 (Tabela 8, Tabela 9).

Tabela 8: Número de DMLs do CPF em relação ao número total de DMLs segundo os autores.

Autor	Ano	Número total de casos de DHE da FCP	Percentagem de todos os HED
Thierry et al [11]	1990	10	6,5%
Costa Clara e	1996	3	9,7%
al[12]			
A.Kabre et al	2001	20	14,3%
[13]			
Toshiaki Hayashi	2007	21	8,4%
et al [14]			
Roka YB et al	2008	43	10%
[15]			
Bogdan Asanin	2009	18	7,9%
[16]			
Meknassi [18]	2014	29	6,8%
A nossa série	2015	25	19,84%

Tabela 9: Número de DHEs da FCP em relação ao número total de CTs segundo os autores.

Autor	Ano	Percentagem de HED do FCP em relação a todos os TC
Cuirea et al[17]	1993	0,13%
Costa Clara et al[12]	1996	1,3%
Roka YB et al[15]	2008	0,4%
Bogdan Asanin[16]	2009	0,11%
Meknassi[18]	2014	0,37%
A nossa série	2015	4,03%

O HED parece ser a lesão pós-traumática mais comum da FFC na literatura. A série de Brown [1], com 21 observações, registou 8 HED, 4 HSD, 7 higromas subdurais e 2 hematomas intracerebelares, com uma percentagem de HED da FFC de 38,09%. A série de Dirim et al [19], com 49 casos, encontrou 7 HED, ou seja, 14,2%.

2. Idade

A média de idade da população estudada foi de 26,84%, com extremos que variaram de 5 a 69 anos. Este resultado está de acordo com a maioria das séries da literatura, que concluem que a HED da FFC é uma patologia do adulto jovem por excelência (tabela 10).

Tabela 10: Média de idades segundo os autores.

Autor	Ano	Idade média
A.Kabre et al [13]	2001	27 anos de idade
Edson Bor Sen-Shu et al [21]	2004	18,3 anos
Toshiaki Hayashi et al[14]	2007	25,6 anos
Aykut Karasu et al[20].	2008	16,4 anos de idade
Bogdan Asanin[16]	2009	21,2 anos de idade
Jae-won-jang et al [22]	2011	23,1 anos de idade
Meknassi[18]	2014	25,4 anos de idade
A nossa série	2015	26,84 anos de idade

3. Género

A nossa série foi predominantemente masculina, com 19 homens (76%) e 6 mulheres (24%), ou seja, um rácio de sexo de 3,16. Esta predominância masculina também foi encontrada na maioria dos estudos de HED em PCF.

Tabela 11: Repartição dos doentes por sexo para os diferentes autores.

Autor	Ano	Número total de casos	Homens	mulheres	Rácio entre os sexos
Thierry et al	1990	20	16	04	4
[11]					
Ersalin [27]	1993	9	05	04	1,25
Costa Clara		1996	03	01	3
A. Kabre et al [13]	2001	20	18	02	9
Edson Bor	2004	43	33	10	3,3
Sen-Shu et al					
[21]					
Toshiaki	2007	21	14	07	Ŧ
Hayashi e					
al[14]					
Aykut Karasu	2008	65	47	18	2,61
et al[20]					
Bogdan	2009	18	14	04	3,5
Asanin [16]					
Meknassi[18]	2014	29	23	06	3,83
A nossa série	2015	25	19	6	3,16

4. ausências

A etiologia é um contingente que pode ser actuado para prevenir os traumatismos cranianos e reduzir a sua gravidade. No nosso estudo, as etiologias foram dominadas pelos AVM, que representaram 48%, seguidos das quedas (28%) e das agressões (24%). Edson Bor-Seng-Shu [21], em 2004, verificou que a etiologia mais frequente foi a queda em 26 doentes (60%), seguida do AVC em 17 doentes. Toshiaki Hayashi et al [14], em 2007, verificaram que a etiologia mais comum foi o AVC em 14 pacientes (66%), seguido de quedas em 6 pacientes (28%) e agressão em um paciente (4,76%). Aykut Karasu et al [20], num estudo de 65 casos em 2008, verificaram que a etiologia mais comum do EH foi o AVC em 35 casos (53%), seguido de quedas em 30 pacientes.Assim, verificamos que os AVEs proporcionaram o maior contingente nas diversas séries da literatura. Verificamos também que, em crianças, a proporção se inverte e as quedas são a principal causa de DCE em CPF [21,28,29]. Em nossa casuística, as quedas representaram 75% das causas de PCF em pacientes com idade inferior a 15 anos, superando o AVE, que representa 25% da população.

II. Anatomopatologia

Tipicamente, o DCE pós-traumático tem localização temporoparietal e é frequentemente devido à rutura da artéria meníngea média e/ou seus ramos. O DCE da FFC é mais raro e mais grave [39]. Esta lesão resulta, na maioria das vezes, de um traumatismo direto na região cérvico-occipital e é geralmente acompanhada de uma fratura do osso oposto [39,40]. A origem da hemorragia pode ser o seio lateral em sua porção transversal, o Herófilo ou o pressor torácico ou a artéria meníngea posterior, que pode ser cisalhada ou perfurada durante o trauma [40].

1. Lesões dos tecidos moles

São praticamente constantes no ponto de impacto do traumatismo. Podem variar desde uma simples contusão que não rompe a pele até uma grande variedade de feridas cutâneas. As contusões subcutâneas e os hematomas não são raros [40-42].

2. Lesões ósseas e durais

O osso é a segunda linha de defesa contra os traumatismos, mas a sua resistência não é uniforme. As escalas occipital e temporal e o seio frontal são zonas de fraqueza. Por conseguinte, o impacto direto pode provocar fracturas lineares ou cominutivas, ou mesmo um embarrilamento. Isso depende da natureza do agente lesivo e da energia desenvolvida pelo trauma [41]. Certos traumatismos ósseos podem levar a lesões durais subjacentes: embarramentos ou fracturas cominutivas.

3. Lesões endocranianas associadas

Produzem-se no momento do traumatismo ou no seu rescaldo, podendo ser difusas ou múltiplas e distantes, sugerindo lesões de contragolpe. Estas lesões são em parte responsáveis pela frequente complexidade do quadro inicial e pelo agravamento do prognóstico. A TC cerebral pode ser utilizada para a sua avaliação [23-26].

III. Fisiopatologia

1. Etiopatogénese

A HED da FPC é uma lesão que resulta mais frequentemente de um traumatismo direto na região cérvico-occipital. É geralmente acompanhada de PIC e de uma fratura do crânio que atravessa o seio lateral, o seio transverso, a artéria torácica ou a artéria meníngea posterior, que pode ser cortada ou perfurada durante o traumatismo. O ponto de impacto também pode ser mínimo, causando apenas uma tumefação occipital simples, sem PIC e sem fratura[40]. Durante o trauma, a dura-máter pode desprender-se do osso e causar hemorragia no espaço extradural assim criado, especialmente quando a linha de fratura atravessa o trajeto de um vaso meníngeo. No entanto, em alguns casos, a origem da hemorragia não é encontrada [40].

2. Factores que influenciam a expansão da HED

De acordo com a literatura, alguns factores, para além da origem da hemorragia, podem desempenhar um papel importante na expansão do hematoma. Os mais importantes são a redução da hipertensão intracraniana e do edema cerebral através de tratamento antiedematoso (pensa-se que o edema e a HICC actuam como tampões para a origem da hemorragia) [43,44,52]. A presença de uma alteração do estado hemodinâmico (a favor da hipertensão) ou a existência de perturbações da hemostase com redução da coagulabilidade. Finalmente, existe a tendência natural para o aumento do volume de um hematoma [43].

3. Mecanismos de absorção de HED

Os autores têm feito muito pouco para elucidar esses mecanismos. Uma referência básica é representada pelo trabalho de Pang D et al [44], que observou que os mecanismos de reabsorção do DCE são comparáveis aos do hematoma subdural. Em concordância com Linderberg [44], sugeriu que a reabsorção ocorre através da "neo-membrana fibrovascular" que cobre a superfície dural do DHE crónico. Esta cápsula, histologicamente semelhante à membrana do hematoma subdural crónico, foi encontrada num bom número de DHEs relatados na literatura. Tuncer et al [45] levantaram a hipótese de que outro mecanismo de reabsorção seria o desenvolvimento de shunts arteriovenosos no espaço epidural durante a hemorragia, o que teria um papel importante na reabsorção do DHE. Kaufman [46] descreveu outro modo potencial de reabsorção. Na sua opinião, poderia ser secundária à infiltração de sangue através da linha de fratura oposta ao DHE. Aoki [47] confirmou esta hipótese ao observar que o volume dos DHEs diminuía simultaneamente com o aumento do volume dos hematomas epicranianos nestes doentes com uma linha de fratura a separar as duas colecções.

IV. Clínica

1. Período de consulta

Na nossa série, o tempo médio de consulta foi de 24,08 horas, com extremos que variaram de 6 a 80 horas, o que está de acordo com a maioria dos resultados da literatura (Tabela 12).

Tabela 12: Tempos de consulta segundo os autores.

Autor	Ano	Período de consulta em horas
Hayashi et al [14]	2007	22
Karasu et al [20]	2008	26,58
Meknassi [18]	2014	20,89
A nossa série	2015	24,08

2. O intervalo livre

A noção de intervalo livre foi encontrada em 14 doentes (56%).

Tabela 13: Percentagem de intervalos livres recuperados segundo os autores.

Autor	Ano	Percentagem
Thierry et al [11]	1990	15%
A.Kabre et al [13]	2001	40%
Cataltepe O [57]	2003	85%
Nagi et al [49]	2007	25%
Malik et al [60]	2007	36%
Meknassi [18]	2014	51,7%
A nossa série	2015	56%

Desde que foi descrita pela primeira vez por J.L.PETIT em 1750, a noção de intervalo livre tornou-se um elemento essencial na avaliação dos traumatismos cranianos. Pode variar de algumas horas a alguns dias ou mesmo alguns meses nas formas crónicas [25,26,,28,29,33,34]. O intervalo livre é definido como o período de lucidez após a ocorrência do traumatismo craniano. Esta noção deve ser procurada através de um questionamento meticuloso ao doente ou à sua comitiva. No entanto, por vezes é difícil apurar esta noção, uma vez que os doentes podem ser admitidos em coma, e estes doentes estão muitas vezes desacompanhados, o que explica em parte a variabilidade de resultados entre as diferentes séries existentes na literatura. Atualmente, os autores tendem a distinguir entre "intervalo lúcido" (aparecimento secundário de perturbações da consciência) e "intervalo livre" (aparecimento secundário de sinais neurológicos, sem perturbações importantes da consciência). Isto permite uma análise semiológica mais pormenorizada e uma orientação diagnóstica precoce.

3. O ponto de impacto

O mecanismo de traumatismo foi o impacto direto na região cérvico-occipital em 19 doentes (76%). O traumatismo da região cérvico-occipital é tão frequente que alguns autores o colocam como fator chave na orientação do diagnóstico.

Quadro 14: Percentagem do ponto de impacto segundo os autores.

Autor	Ano	frequência de traumatismos na região cérvico-occipital
Belotti et al [31]	1987	72%
Thierry et al [11]	1990	85%
A.Kabre et al [13]	2001	95%
Toshiaki Hayashi et al [14]	2007	66%
Bogdan Asanin [16]	2009	90%
A nossa série	2015	76%

4. Sinais funcionais

Os sinais de hipertensão intracraniana foram encontrados em 22 dos nossos doentes, ou seja, 88% dos casos, com cefaleias em 88% dos casos e vómitos em 80%. Após revisão da literatura, verificámos que os sinais de HICC são frequentes nos hematomas extradurais da fossa cerebral posterior, o que é consistente com os resultados encontrados no nosso estudo.

Tabela 15: Percentagem de sinais de HTIC de acordo com os autores.

Autor	Ano	Percentagem de sinais HTIC
Edson Bor-Seng-shu et al [21]	2004	85,8%
Aykut Karasu et al[20].	2008	76%
Roka YB et al [15]	2008	67,4%
Altay Sencer et al [28]	2012	57,5%
Meknassi [18]	2014	79,3%
A nossa série	2015	88%

A Síndrome de Hipertensão Intracraniana (SCIH) é definida como um conjunto de sintomas relacionados com o aumento da pressão no interior do crânio.

Manifesta-se por :

- Dores de cabeça.
- Vómitos: são mais raros do que as dores de cabeça e ocorrem em catadupa, aliviando a dor de cabeça.
- Problemas visuais, frequentemente atrasados.

5. Exame clínico :

5.1. Revisão geral :

A procura de uma lesão extra-craniana deve ser sistemática em todos os pacientes com traumatismo craniano. De facto, os politraumatismos com neurotraumatismos tornam o tratamento inicial mais complexo. Por um lado, o exame clínico inicial é muitas vezes pouco útil, devido às perturbações da consciência (efeito de ocultação). Isto significa que as lesões extracranianas devem ser sistematicamente procuradas, pois vão condicionar o tratamento[35,37]. Por outro lado, a hipoxémia, ligada a uma lesão toraco-pulmonar, associada ou não a uma hipotensão por hipovolémia (efeito de somatório e amplificação), agrava evidentemente um traumatismo craniano e pode também criar um quadro neurológico que desaparece ou atenua-se após o restabelecimento destas duas constantes vitais [45,47]. Assim, é feita uma distinção entre pacientes instáveis que não foram estabilizados pela ressuscitação e pacientes estáveis, permitindo priorizar a estratégia de gerenciamento [45,47,53].

5.2. Estado de consciência

A avaliação e a monitorização do estado de consciência são a pedra angular do tratamento de qualquer traumatismo craniano. A avaliação baseia-se na pontuação de Glasgow (GCS), que avalia o estado de consciência do doente através de três critérios: abertura ocular, resposta verbal e melhor resposta motora. A GCS é obtida através da soma dos valores dos três critérios, dando uma pontuação global entre 3 e 15. Desenvolvida por Teasdale e Jennet em 1974, é reconhecida como um instrumento fiável para avaliar o estado de consciência após um traumatismo craniano e como um critério de previsão da mortalidade [53-59]. Em estudos franceses recentes, 30% a 50% dos médicos inquiridos utilizaram a GCS de forma inadequada [53]. As regras a respeitar no cálculo da GCS são as seguintes

▪ A utilização de métodos validados de estimulação nociceptiva, como a pressão na zona supraorbital ou a pressão no leito ungueal com uma caneta.

▪ Quando a abertura dos olhos não pode ser avaliada em caso de equimose ou

edema das pálpebras. Não é possível calcular uma GCS global. Por conseguinte, a pontuação baseia-se nas respostas que ainda podem ser avaliadas.

▪ No caso de respostas assimétricas, é tida em conta a melhor resposta

obtidos para cada critério GCS.

▪ A pontuação de referência é obtida após a correção de qualquer hipotensão arterial e/ou hipoxia.

▪ O GCS não deve ser reduzido a um valor global, mas deve descrever os três componentes da pontuação em números.

▪ A GCS não pode ser avaliada no contexto de intoxicação ou da utilização de medicamentos que alterem o estado de consciência.

Tabela 16: Distribuição da GCS na admissão de acordo com os autores.

Autor	Ano	GCS entre 13 e 15	GCS entre 8 e 12	GCS entre 3 e 7
Toshiaki Hayashi et al	2007	18 (85,7%)	1 (4,76%)	2 (9,52%)
[14]				
Aykut Karasu	2008	53 (81%)	) 7 (10%)	5 (8%)
et al[20]				
Roka YB et al	2008	29 (67%)	12 (28%)	2 (5%)
[15]				
Bogdan	2009	(16) 8 (44%)	7 (39%)	3 (19%)
Asanin [16]				
Jae-won-	2011	22 (64,7%)	6 (17,6%)	6 (17,6%)
jang et al				
[22]				
Meknassi	2014	24 (82,75%)	4 (13,8%)	1 (3,44%)
[18]				
A nossa série	2015	22 (88%)	2 (8%)	1 (4%)

Uma das críticas à GCS tem sido o facto de não incorporar os reflexos do tronco cerebral. Vários autores discordaram de Teasdale e Jennett quanto ao facto de a abertura espontânea dos olhos ser suficientemente indicativa da atividade dos sistemas de excitação do tronco cerebral e desenvolveram outras escalas de coma que incluem respostas do tronco cerebral. Estas escalas resultantes são geralmente mais complexas do que a GCS [53-57].

A Escala de Glasgow-Liege foi inventada em 1982 por Jacques D. Born e os seus colegas, com o objetivo de melhorar a GCS, pegaram na Escala de Glasgow e acrescentaram uma secção específica correspondente à avaliação dos reflexos do tronco cerebral, demonstrando que a eficácia preditiva dos reflexos do tronco cerebral era melhor do que a da resposta motora. A utilização destes dois parâmetros numa única escala, a Escala de Glasgow-Liège, melhora a precisão do prognóstico dos doentes com traumatismo craniano grave. A GLS alarga a sensibilidade da GCS nas fases de coma profundo, mas não é mais sensível para avaliar doentes em estado vegetativo ou em estado de consciência mínima[57-60].

Reflexos do tronco cerebral :

- O reflexo fronto-orbicular: a percussão da região supraorbital frontal ao nível da glabela provoca fisiologicamente a contração bilateral dos músculos orbiculares. Este reflexo é abolido a partir d o coma de fase III (mesodiencefálico).
- O reflexo oculocefálico vertical: procura-se assegurar a integridade da coluna cervical, efectuando movimentos bruscos da cabeça

de flexão-extensão. A resposta normal é um desvio combinado dos olhos do lado oposto aos movimentos. Este fenómeno é conhecido como o fenómeno dos olhos de boneca. No caso de deterioração rosto-caudal, desaparece na fase III do coma meso-diencefálico.

- O reflexo foto-motor (PMR): abolido em caso de lesão

mesencefálica (estádio IV).

- O reflexo oculocefálico horizontal: uma rotação brusca da cabeça para um lado e depois para o outro provoca normalmente um desvio conjugado.

os olhos do lado oposto. Os olhos seguem passivamente os movimentos da cabeça a partir do nível V protuberante do coma.

- O reflexo óculo-cardíaco: corresponde ao abrandamento do ritmo cardíaco pela pressão dos globos oculares. Este reflexo só desaparece em caso de lesão bulbar [53,57,60].

5.3. Sinais neurológicos locais

Independentemente do estado de alerta do doente, os sinais neurológicos de localização devem ser sistematicamente procurados. Estes sinais são frequentemente raros e enganadores. Edson Bor-Seng-Shu et al [21] observaram diplopia em 16,3% dos seus doentes. Aykut Karasu et al [20] observaram um síndroma cerebelar em 30% dos doentes e anisocoria em 7%. Altay Sencer et al [28] encontraram uma síndrome cerebelar em 27,5% dos casos. Meknassi [18] encontrou uma síndrome cerebelar em 34,5% dos doentes. Roka YB et al [15] encontraram paralisia do VI em 2,3% dos pacientes e envolvimento do VII em 2,3%. Na nossa série, encontrámos uma síndrome cerebelar em 10 doentes (40%), o que está de acordo com os resultados da literatura.

5.4. Lesões associadas

O exame do couro cabeludo deve ser efectuado de forma sistemática em todos os doentes com traumatismo craniano:

• A existência de uma ferida no couro cabeludo, que pode ser responsável por uma perda significativa de sangue, levando a um choque hemorrágico, especialmente em crianças.
• A existência de uma perda de substância do couro cabeludo que pode exigir um procedimento de revestimento.
• A existência de um hematoma do couro cabeludo e a avaliação do seu tamanho.

• A existência de uma deformidade da arcada, que aponta para uma fratura com embrasadura.
• Morte cerebral no contexto de uma ferida craniocerebral, cujo prognóstico pode ser crítico. [16, 20,57].

Na nossa série, 11 doentes tinham uma ferida no couro cabeludo (44%), cinco dos quais tinham uma ferida occipital (20%).

V. Radiologia

1. Tomografia computorizada (TC) do cérebro

1.1. Contribuição do TC

Todos os nossos doentes foram submetidos a TC cerebral sem injeção de meio de contraste. A TC é uma técnica exploratória que foi apresentada na reunião anual do Instituto Britânico de Radiologia por Hounsfield em 1972 [68]. A TC cerebral será realizada sem injeção de meio de contraste, utilizando cortes contíguos de 5 a 9 mm de espessura que se estendem desde o forame magno até ao vértice. Permite uma avaliação completa e exacta das lesões, com carácter de urgência, e a orientação da estratégia terapêutica. Pode também ser utilizada para monitorizar os doentes durante o tratamento e para o seguimento após a conclusão do tratamento [61]. Atualmente, a TC cerebral sem injeção de contraste representa o padrão-ouro para a exploração radiológica na fase aguda em doentes com traumatismo craniano, de acordo com as recomendações de 2016 do American College of Radiology [61]. A TC cerebral pode ser realizada rápida e facilmente no contexto de uma emergência traumática, ao contrário da RM, que demora mais tempo e é difícil de realizar num doente intubado e ventilado. Além disso, a possível existência de corpos estranhos metálicos ferromagnéticos intracranianos num doente com traumatismo recente constitui um risco de complicações graves. No caso de HED da FFC, a TC cerebral pode demonstrar inequivocamente o hematoma, determinar a sua localização, aspeto, espessura e a existência de um efeito de massa [61,63]. As lesões ósseas da abóbada e da base do crânio podem também ser estudadas na janela óssea e em diferentes secções [63]. Finalmente, a tomografia computorizada pode ser usada para procurar lesões intracranianas associadas. O advento da TC cerebral foi um ponto de viragem importante na gestão da TC e contribuiu significativamente para a melhoria do prognóstico [61,63].

1.2. A sede da HED

Na nossa série, a HED da FFC foi unilateral em todos os pacientes, e do lado direito em 16 pacientes (64%). No caso das fraturas do occipital, todas as HEDs do FFC foram do mesmo lado da fratura. Em 2004, Edson Bor-Seng-Shu et al [21] verificaram que, entre 43 FEH de FFC, 13 pacientes (30,23%) apresentavam hematoma do lado direito, 17 pacientes (39,53%) apresentavam hematoma do lado esquerdo e, nos 13 pacientes restantes (30,23%), o hematoma era bilateral.Na série de Aykut Karasu et al, publicada em 2008 [20] e que envolveu 65 doentes, verificou que 23 HED da FFC se localizavam à direita (35,38%), 35 à esquerda (53,84%) e em 7 doentes o HED da FFC era bilateral (10,76%). Na série de Roka YB et al em 2008 [15]. Todos os HED na FFC eram unilaterais com 81% localizados à direita.

1.3. Aspeto da HED

O aparecimento de um derrame extra-axial, espontaneamente hiperdenso, biconvexo, bem delimitado, localizado entre a mesa interna do osso e o parênquima, que se detém nas suturas e forma um ângulo obtuso com o osso, é patognomónico de HED [61]. No entanto, a homogeneidade deste aspeto varia de acordo com o tempo decorrido entre o traumatismo e o exame de TC.

Aykut Karasu et al [20] classificaram os HEDs de acordo com a aparência em 3 categorias:

- HED aguda com TC hiperdensa em 59 doentes (90%).
- HED subaguda com parênquima cerebral isodenso em 4 doentes (6%).
- HED crónica com um aspeto hipodenso heterogéneo em 2 doentes (3%).

Na nossa série, a aparência hiperdensa, homogénea e biconvexa do cristalino foi encontrada em 20 doentes (80%). A aparência hiperdensa heterogénea foi encontrada em 4 doentes (16%) e a aparência hipodensa foi encontrada em apenas um doente (4%).

1.4. O efeito de massa

Altay Sencer et al [28] encontraram efeito de massa em 75% dos pacientes. Na nossa série, foi encontrado em 08 dos nossos doentes, ou seja, 32% dos casos. O efeito de massa incidiu sempre no hemisfério cerebelar homolateral.

1.5. Fratura do crânio

A. Kabre et al [13], num estudo de 20 casos de HED em PCF, encontraram 17 fracturas occipitais, ou seja, 85%; Toshiaki Hayashi et al [14] encontraram 20 fracturas occipitais na TC cerebral num estudo de 21 doentes, ou seja, 95,23%. Altay Sencer et al [28] encontraram 35 fracturas occipitais na TC cerebral, representando 87,5% dos doentes. Observámos uma fratura do crânio em 16 dos nossos doentes (64%).
O local da fratura foi o occipital em 15 doentes, representando 93,75% de todas as fracturas e 60% da população total.

1.6. Outras lesões cranioencefálicas

Encontrámos lesões parenquimatosas sustentoriais associadas em 13 dos nossos doentes. Áreas focais de contusões hemorrágicas em 6 doentes, hemorragia meníngea pós-traumática em 4 doentes, pneumencefalia em 3 doentes e HED sustentorial em 3 doentes, dois dos quais occipitais e um parietal. Após revisão da literatura, verificámos que os focos de contusões hemorrágicas cerebrais são as lesões cerebrais mais consistentemente encontradas em associação com HED em PCF. Edson Bor-Seng-shu et al [21] analisaram 43 DHE em FFC e encontraram as seguintes lesões cerebrais associadas: Focos de contusão em 14 pacientes, edema cerebral em 5 pacientes, HED supratentorial em 4 pacientes, hematoma subdural agudo em 3 pacientes e hemorragia meníngea em 2 pacientes.Toshiaki Hayashi et al [14] observaram focos de contusão em 10 casos, hemorragia meníngea em 5 casos e hematoma subdural agudo em 3 pacientes. Aykut Karasu et al relataram 65 casos de HED PCF com focos de contusão em 15 casos, HED supratentorial em 07 casos, hidrocefalia em 5 casos, pneumencefalia em 4 casos, edema cerebral em 2 casos, hemorragia meníngea num caso e hematoma subdural agudo num caso. Por fim, Roka YB et al [15] encontraram hidrocefalia em 9 casos, focos de contusões em 08 casos e HED supratentorial em 2 casos. Os resultados do nosso estudo em relação às lesões intraparenquimatosas associadas estão de acordo com os encontrados na literatura.

1.7. Tempo necessário para a tomografia computorizada

O tempo de realização de uma tomografia computadorizada é definido como o intervalo de tempo entre a ocorrência do trauma e a primeira tomografia computadorizada realizada no paciente. De acordo com Benmoussa et al [41], este atraso é o único fator indiscutível no possível crescimento de um HED. Ele relatou que quanto menor a demora, maior o risco do hematoma aumentar de volume, demonstrando que o DHE é uma lesão expansiva em função do tempo [71]. Servadei et al [73] também confirmaram que os DHEs e as hemorragias intracranianas são as lesões com maior probabilidade de agravamento secundário, e constataram que, em pacientes comatosos, se a tomografia fosse realizada antes da 3ª hora, deveria ser repetida nas 12 horas seguintes. Em 1992, Poon WS et al [74] confirmaram esta teoria ao encontrarem um início tardio de HED em 30% dos pacientes que fizeram uma tomografia computadorizada menos de uma hora após o trauma. Consequentemente, uma tomografia computadorizada cerebral normal não exclui definitivamente o início tardio do DHE, especialmente quando é realizada muito cedo. A monitorização clínica deve ter isto em conta, especialmente em doentes com fracturas cranianas [61, 72,74].

Fankhauser et al [75] determinaram critérios precisos para a realização de uma TAC cerebral de seguimento:

- Após 48 a 72 horas, uma TAC mostrou um hematoma não cirúrgico associado a uma fratura.
- Em caso de alteração secundária do estado de consciência ou em caso de aparecimento de sinais de HTIC ou de sinais de localizações.
- Se não houver melhoria clínica ou se a pressão intracraniana monitorizada permanecer elevada após a evacuação de um hematoma intracraniano.

▪ Sistematicamente após 12 a 24 horas em todos os pacientes com traumatismo craniano sob sedação e assistência respiratória, dada a impossibilidade de avaliar o estado de consciência. consciência e os vários sinais clínicos.

2. Outros exames complementares

2.1. Radiografia normal do crânio

As películas padrão podem ser utilizadas para detetar uma fratura linear ou estrelada da abóbada, disjunção das suturas, um corpo estranho ou pneumencefalia significativa [62].

É de salientar que as lesões do arco não são um indicador de lesões intracranianas. De facto, 90% dos doentes com fracturas não têm lesões intracranianas subjacentes e 50% dos doentes com lesões intracranianas não têm lesões ósseas [62].

A radiografia padrão é composta por 4 vistas:
- Rosto.
- 2 perfis: direito e esquerdo.
- Incisão do occipital na placa de Worms-Breton: esta é de considerável importância, pois permite uma visão muito melhor da FFC até ao forame magno. No caso de HED da FFC, a fratura do crânio atravessa mais frequentemente o trajeto do seio lateral ou do toráculo [62]. No entanto, a radiografia padrão pode omitir a fratura em até 15% dos casos. [63, 64].

Desde o advento da TC, as indicações para a radiografia padrão foram significativamente reduzidas [65]. Para além da falsa segurança oferecida pela ausência de uma fratura do crânio, foi amplamente demonstrado que podem ocorrer lesões intracranianas apesar da ausência de qualquer lesão óssea [66]. Por conseguinte, concluímos que, num hospital com um scanner de TC, as radiografias de crânio padrão não têm lugar na gestão do traumatismo craniano.

2.2. Angiografia cerebral

No que diz respeito ao DHE, não podemos fazer justiça sem mencionar o papel fundamental desempenhado pela angiografia cerebral durante mais de 50 anos. Em tempos, foi considerada o gold standard da neuroimagem do trauma. Atualmente, a angiografia cerebral diagnóstica já não ocupa um lugar na hierarquia dos exames solicitados na fase aguda de um traumatismo craniano [76]. O aspeto clínico típico é o de um cristalino biconvexo avascular, correspondendo ao descolamento dos vasos corticais. Por vezes, pode observar-se uma poça de meio de contraste na ferida da artéria meníngea (sinal de Lindgren). Um abrandamento circulatório associado indica lesões parenquimatosas com mau prognóstico [76].

2.3. Imagem por ressonância magnética (MRI)

A TC pode não detetar uma HED ao nível do clivus [77]. Kurosu et al [77] relataram um caso de HED do clivus diagnosticado por RM num doente de 11 anos de idade que tinha estado envolvido num acidente de viação (ATV) com PIC. A TC revelou uma hemorragia subaracnoideia sem outras anomalias associadas. A evolução foi marcada por uma alteração secundária da consciência associada a tetraparésia. Foi efectuada outra TAC cerebral que não revelou hematoma intracraniano, mas uma densidade elevada no clivus, e foi pedida uma RMN cerebro-espinal que não revelou HED no pequeno clivus. O tratamento conservador foi escolhido com um bom resultado. Orisson et al [78] comparou a contribuição da TC e da RM no tratamento da TC em 107 observações. Mostrou que a RM era mais sensível do que a TC na deteção de contusões, hematomas subdurais e extradurais, enquanto a TC era mais sensível na deteção de fracturas. A sensibilidade destes dois exames era estatisticamente equivalente na deteção de lesões superficiais dos tecidos moles. A sensibilidade da RM na deteção de anomalias durante a TC aguda foi de 94,4%, em comparação com 63,4% para a TC [78]. Isto não alterou o facto de a RM cerebral não ter atualmente lugar no diagnóstico de lesões encefálicas pós-traumáticas na fase aguda, uma vez que a sua realização é mais demorada e dispendiosa do que a TC.

2.4. Radiografia da coluna cervical

As radiografias da coluna vertebral devem ser efectuadas de forma sistemática em doentes com traumatismo craniano em estado de coma e devem revelar a charneira cérvico-dorsal e a coluna cervical superior em busca de lesões espinhais associadas [67]. Em doentes com traumatismo conscientes, este exame é orientado pelos sinais funcionais descritos, como dor localizada na coluna, postura viciosa ou sintomas radiculares nos membros superiores [66].

VI. Formas progressivas de HED na PCF

As DCE da FCP são classificadas de acordo com o seu padrão evolutivo, que permite individualizar três formas: aguda, subaguda e crónica, ou de acordo com a duração do intervalo livre. De acordo com o modo evolutivo, as formas agudas são as diagnosticadas e tratadas nas primeiras 24 horas após o traumatismo, as formas subagudas são as que surgem entre o 2º e o 7º dia após o traumatismo e as formas crónicas são as que surgem após o 7º dia [78,79]. Lecuire et al [79] definem formas progressivas de acordo com o intervalo livre, distinguindo entre formas superagudas com um intervalo livre inferior a 6 horas, formas agudas com um intervalo livre entre 6 e 24 horas, formas subagudas com um intervalo livre entre 24 horas e 7 dias e formas crónicas com um intervalo livre entre 7 dias e vários meses.

1. Formulários de alta complexidade

Nenhum dos nossos pacientes apresentou este tipo de início súbito. O intervalo livre é curto (menos de 06 horas), e estas são as formas mais graves, pois podem resultar em coma profundo imediatamente após uma TC violenta. No entanto, em geral, é após um curto intervalo livre de poucas horas que se desenvolve rapidamente o coma, com problemas respiratórios e, por vezes, sinais de descerebração, sem a presença de sinais de hemorragia localizada de origem arterial, sendo frequente a existência de lesões parenquimatosas associadas. A mortalidade global é, por isso, muito elevada [79]. Toshiaki Hayashi et al [14] encontraram HED aguda da FFC em 14 pacientes (66,66%).

2. Formas agudas

As formas agudas representam a forma mais clássica e mais frequente da doença. Apesar de potencialmente graves, estas formas dão-nos uma melhor hipótese de intervenção, uma vez que os sintomas se desenvolvem após um intervalo de tempo, representando 45% na série de Thierry [11] e 48,8% na série de Edson Bor-Seng-Shu [21]. Altay Sencer et al [28] relataram que 31 pacientes apresentavam uma forma aguda, ou seja, 77,5% dos casos. Aykut Karasu et al [20] relataram 59 de 65, ou 90%, e A. Kabre et al [13] encontraram 9 formas agudas em 20 pacientes estudados, ou 45%.

O ponto de impacto occipital e a noção de PIC podem orientar o diagnóstico. Durante o intervalo livre, o doente pode apresentar cefaleias occipitais, o que coloca um problema de diagnóstico diferencial com as doenças da coluna cervical superior. Estas cefaleias podem ser acompanhadas de vómitos, o que é fortemente sugestivo de uma lesão intracraniana. Os sinais de localização podem aparecer ao mesmo tempo que as perturbações da consciência, mas podem ser enganadores. Por fim, a paralisia dos nervos cranianos e o papiledema são geralmente visíveis apenas na fase terminal. Os sinais cerebelares estão ausentes ou são mascarados pelas perturbações da consciência.]. Toshiaki Hayashi et al [14] estudaram 21 DEH na FFC, apenas 5 doentes apresentavam sinais localizados que apontavam para a presença de edema cerebelar. em direção à fossa posterior, enquanto nos outros doentes não havia sinais de localização específica da FFC.Besson et al (58) avaliaram 100 DEH de FFC, 51 das quais eram formas agudas. Encontraram 49 pacientes sem sinais cerebelares. No nosso estudo, observámos a forma aguda de HED em PCF em 11 doentes (56%).

3. Formas subagudas

São estas formas que mais frequentemente se apresentam clinicamente com sinais localizados que apontam para a FPC, facilitando o diagnóstico. Os sintomas surgem 2 a 7 dias após o traumatismo. A.Kabre [13] encontrou esta forma em 50% dos seus pacientes. Edson Bor-Seng-Shu et al [21] relataram 18 casos de formas subagudas numa série de 43 pacientes, ou seja, 41,9% dos casos. Aykut Karasu et al [20] relataram 4 casos em 65, ou seja, cerca de 6%, e Altay Sencer et al [28], numa série de 40 doentes, observaram 08 formas subagudas, ou seja, 20%. Classicamente, existe uma PIC, mas esta pode estar ausente e o doente pode apresentar cefaleias occipitais acompanhadas de vómitos, por vezes associadas a rigidez cervical, o que pode sugerir erradamente uma hemorragia subaracnoideia [57,58]. Clinicamente, podemos orientar-nos para a HED da PCF se encontrarmos a noção de um ponto de impacto occipital, sobretudo associado a cefaleias na mesma região, quando a rigidez do pescoço é intensa, de início tardio e sobretudo contrastando com sinais de hipotonia generalizada com hiporeflexia osteotendinosa. Os sinais de localização são de grande ajuda, nomeadamente a síndrome cerebelosa estática ou cinética, muitas vezes unilateral, isolada ou associada a síndrome piramidal contralateral [58]. Há que ter em atenção outros sinais que podem ter valor localizador, como os vómitos incoercíveis tipo foguete e as perturbações da deglutição, que indiciam uma complicação formidável - a compressão bulbar. Estes sintomas podem estar associados ao envolvimento de nervos mistos e, mais raramente, ao envolvimento do nervo hipoglosso [57,58]. Na sua forma subaguda, a HED da FFC comporta-se como um processo de rápida expansão que rompe gradualmente as veias de ancoragem, as quais contribuem para o aumento do seu volume. Embora o volume coletado seja moderado, ou mesmo pequeno, na inextensível fossa cerebral posterior, o cerebelo e o tronco cerebral são rapidamente reprimidos e comprimidos. A compressão de V4, obstruindo os orifícios de Luschka e Magendie, pode levar a hidrocefalia potencialmente grave. No nosso estudo, onze doentes (80%) apresentavam HED subaguda de PCF.

4. Formas crónicas

Nenhum doente apresentou esta forma de FCP HED no nosso trabalho. Estas são as formas que surgem após o 7º dia do traumatismo. A forma crónica é rara e apresenta-se com um processo expansivo subtentorial com sinais de HTIC e uma síndrome cerebelar com ou sem sinais de envolvimento do tronco cerebral [49]. A hemorragia venosa ou diploide tem sido sugerida como explicação para esta longa evolução [13]. Thierry et al [11] relataram 01 caso entre estes 20 pacientes; A Kabre et al [13] encontraram esta forma em 5% destes pacientes. Edson Bor Seng-Shu et al [21] relataram 4 casos de formas crónicas numa série de 43 pacientes, ou seja, 9,3%. Altay Sencer [28], numa série de 40 doentes, observou uma forma crónica em 2,5% dos casos, enquanto Aykut Karasu [20] a relatou em 2 doentes de 65, ou seja, uma percentagem de 3%.

VII. Tratamento

O hematoma extradural é uma emergência neurocirúrgica extrema. Uma vez efectuado o diagnóstico, o tratamento adequado deve ser instituído rapidamente. Ao contrário do que é classicamente descrito, este estudo mostra que o número de HEDs de PCF operados tem diminuído ao longo dos anos. De facto, a percentagem de tratamento conservador tem aumentado ao longo dos anos, passando de 6,97%[21] em 2004 para 24,61% em 2008[20] e 56% no nosso estudo. Isto é explicado pelo facto de o diagnóstico de DHE se ter tornado mais precoce e as indicações muito mais padronizadas graças ao advento da TC cerebral, aos avanços nos cuidados intensivos e à rapidez do transporte secundário para centros com uma unidade neurocirúrgica. A clássica "trepanação exploratória" tornou-se anedótica e até perigosa [20,21,61].

1. Tratamento conservador

O tratamento conservador foi recomendado em 14 dos nossos pacientes (56%). Vários autores relataram casos de reabsorção espontânea de DHE em PCF. Concordam que o tratamento sintomático deve ser utilizado na ausência de distúrbios da consciência e sinais focais de compressão cortical e/ou do tronco cerebral. Edson Bor-Seng-Shu [21] relatou 03 casos tratados conservadoramente. Altay Sencer et al [28] e Aykut Karasu et al [20] publicaram 11 e 16 casos respetivamente. Roka YB et al [15] relataram uma série de 43 pacientes, dos quais 10 foram tratados conservadoramente. Na série descrita, um doente na série de Altay Sencer [28], quatro doentes na série de Aykut Karasu [20], três doentes na série de Roka YB [15] e 3 doentes na nossa série necessitaram de cirurgia secundária na sequência de uma alteração do estado neurológico ou de um aumento do volume do DHE na TAC de seguimento. De acordo com Benmoussa [41], é necessário um cuidado ainda maior em duas áreas específicas: a fossa cerebral posterior e a fossa temporal. Deixar que a compressão se desenvolva nestas zonas não é inócuo e o quadro pode agravar-se, por vezes à velocidade da luz. Por este motivo, vários autores recomendam critérios clínicos e escanográficos rigorosos para a escolha do tratamento conservador [82- 86]:

1.1. Critérios clínicos para o tratamento conservador

A maioria dos autores concorda que apenas os doentes com DEH assintomático, com estado de consciência preservado e na ausência de sinais focais, são considerados candidatos a tratamento conservador [82-84].

1.2. Critérios de escanografia para tratamento conservador

No caso de um DEH sustentorial, temos mantido para tratamento conservador um DEH cujo volume é inferior a 30 ml, cuja espessura é inferior a 15 mm e quando o deslocamento da linha média é inferior a 5 mm [61,84]. Os critérios de TC para o DHE na FFC são semelhantes aos do DHE sustentorial, com a exceção de que o volume deve ser inferior a 10 ml. Um HED de 10 ml ou mais na pequena FFC pode produzir o mesmo grau de desvio da linha média que um HED de 30 ml no compartimento supratentorial maior [61,84].

1.3. Controlo do tratamento conservador

1.3.1. Clínica

A urgência extrema de uma intervenção cirúrgica em caso de deterioração neurológica justifica um controlo clínico rigoroso, de hora a hora, de todos os parâmetros preditivos de deterioração, ou seja o estado de consciência avaliado através da escala de Glasgow (GCS), a exacerbação dos sinais de HTIC como as cefaleias e os vómitos, o aparecimento de novos sinais não presentes anteriormente como a irritabilidade e as tonturas, os sinais de envolvimento e de sofrimento cortical (anomalias pupilares, défice motor, afasia, cervicalgia), o desconforto respiratório, a insuficiência hemodinâmica e as perturbações neurovegetativas [85]. Uma equipa neurocirúrgica atenta e bem informada é, portanto, essencial para garantir que uma conversão cirúrgica secundária seja sempre possível se algum dos parâmetros acima mencionados aparecer ou piorar.

1.3.2. Radiológico :

Embora o contributo da TC seja importante para a decisão terapêutica inicial, não é menos importante para monitorizar a evolução do doente. Shetty et al [61], Almenwar SA et al [67] e Weiss N et al [84] concordam com a importância de repetir a TC cerebral durante o internamento, mesmo que o doente permaneça assintomático. A TC pode detetar sinais de expansão do hematoma e o seu efeito nas estruturas adjacentes, e pode também detetar a ocorrência de complicações como a hidrocefalia e o envolvimento das amígdalas [67]. Servadei [86] propôs um esquema prático para a realização de exames de TC de seguimento em doentes não submetidos a cirurgia de DHE (figura 25).

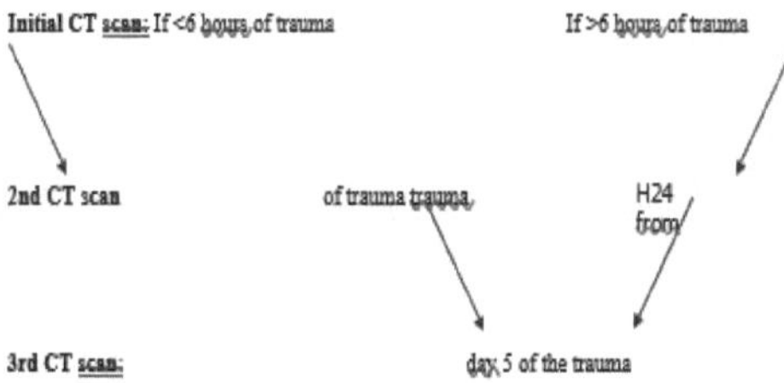

Figura 25: Tempo necessário para efetuar e monitorizar exames de TC em doentes submetidos a tratamento conservador para HED da FFC

Os exames de TC de seguimento são efectuados por rotina mesmo na ausência de sinais clínicos, devendo ser realizados com extrema urgência logo que surja qualquer sinal clínico de agravamento.

1.3.3. Duração da vigilância

Não encontrámos na literatura um consenso preciso sobre o tempo de internamento e, consequentemente, de monitorização em doentes com HED da FFC. Em revisões recentes, alguns autores defendem que o doente deve permanecer em observação até à reabsorção total do HED na FFC (confirmada radiologicamente). Servadei [86] sugeriu um período de monitorização de 15 dias com exames de TC repetidos, de modo a minimizar o risco de deterioração neurológica tardia. Kunckey et al [87] observaram que o tempo médio de descompensação nos seus 7 doentes não operados foi de 2 a 7 dias, 5 dos quais nas primeiras 24 horas e um nos primeiros três dias. Ele concluiu que o risco de descompensação neurológica era maior durante as primeiras 24 horas e propôs um período médio de observação de 7 dias. Revisões mais recentes [18,28,84] confirmaram que este período de monitorização de 7 dias é suficiente para proteger a maioria dos doentes não operados do risco de lesão neurológica secundária.

2. Tratamento cirúrgico

2.1. Critérios para tratamento cirúrgico

2.1.1Critérios clínicos

Qualquer HED em PCF deve ser evacuado com urgência se o paciente apresentar alteração de consciência ou sinais neurológicos localizados. Segundo a maioria dos autores, este é o principal critério que orienta a indicação cirúrgica [42, 44,45].

2.1.2Critérios radiológicos

A indicação cirúrgica foi mantida nos casos de HED volumoso com espessura superior à do osso oposto, nos casos de efeito de massa significativo com deslocamento da linha média superior a 5 mm, nos casos de envolvimento com obliteração total ou parcial das cisternas perimesencefálicas e nos casos de compressão e deslocamento de V4 [11,20,61].

2.2. A técnica cirúrgica

Todos os nossos doentes foram submetidos a uma craniectomia suboccipital associada a um procedimento de hemostase. O posicionamento do doente é essencial: deve ser colocado em decúbito ventral, assegurando que o abdómen permanece livre de qualquer compressão para evitar a estase venosa e permitir uma boa ventilação (utilização de almofadas sob o tórax e o púbis e não sob o abdómen). A posição de Park-Bench também pode ser utilizada [81]. A incisão é suboccipital, vertical, paramediana, estendendo-se desde a linha curva occipital até ao processo espinhoso do axis (C2). A presença da massa muscular dos músculos suboccipitais exigiu a incisão do músculo ao nível da rafe mediana e hemostasia metódica. A craniectomia suboccipital é efectuada com um osso perdido e estende-se a partir do forame magno, que é sistematicamente aberto até à visualização do seio lateral por cima. Se houver dúvidas quanto à integridade do seio lateral, a craniectomia é interrompida acima da inserção dos músculos suboccipitais. A hemostasia do seio pode ser obtida por tamponamento e suspensão da dura-máter [81]. Se, apesar dessas manobras, a hemostasia não for obtida, uma nova trepanação é realizada a uma distância do seio lateral, completada por uma craniectomia, deixando uma ponte óssea sobre o seio lateral, sobre a qual a dura-máter acima e abaixo do seio é suspensa. Thierry [11] publicou um caso em que uma primeira trepanação tinha sido realizada num outro hospital diretamente sobre um seio lateral rasgado. O doente chegou ao serviço em estado muito grave e a equipa não conseguiu parar a hemorragia devido à ausência de um ponto de apoio para a suspensão, daí a importância desta técnica para parar todas as hemorragias venosas em boas condições. Se o HED do FCP se estender até à região occipital, deve ser previsto um alargamento supraoccipital da incisão e uma craniectomia occipital, sobretudo nos casos seguintes em que o HED sustentorial é espesso. Este foi o caso de um dos nossos pacientes que foi submetido à evacuação de um DHE PCF e um DHE sustentorial homolateral associado ao mesmo tempo [81]. A laminectomia sistemática do atlas (C1) permanece uma questão controversa, dependendo do autor. Ela permite uma melhor descompressão da FFC [11,18,20].

O passo seguinte é a realização de um procedimento de hemostase [82]. Este procedimento depende essencialmente da origem da hemorragia. O sangramento de uma artéria meníngea pode ser controlado por meio de um clipe, ligadura ou simplesmente por coagulação com pinça bipolar. Se a origem da hemorragia for um seio venoso, a hemostase pode ser obtida aplicando um retalho de músculo occipital e mantendo-o no lugar com uma simples pressão. A gelatina ou as matrizes hemostáticas podem ser utilizadas para tamponar a ferida. Por fim, a hemostase pode ser feita com cera óssea de Horsley em caso de hemorragia óssea [18, 20, 81]. Na nossa série, 3 doentes (37,5% dos operados) tiveram hemorragia da dura-máter, 2 doentes (25% dos operados) tiveram hemorragia do seio lateral, um doente (12%) teve hemorragia de uma fratura óssea e 25% dos doentes não tinham fonte de hemorragia.Thierry et al [11] estudaram 20 HED da FFC. Em 4 pacientes, a origem do sangramento foi a artéria meníngea posterior, em 9 pacientes, a torácica e a parte posterior do seio longitudinal superior, e em 3 pacientes, a lesão resultou em descolamento bilateral de toda a parte posterior do seio longitudinal superior, da torácica e da parte proximal do seio lateral. Kabre et al [13] também analisaram 20 casos de HED da FFC, onde só foi possível encontrar a origem do sangramento em metade dos casos. Em 7 casos era o seio lateral e em outros 2 casos o sangramento venoso estava associado a um ferimento na artéria meníngea posterior; nos 03 casos restantes a hemorragia era de origem torcular.Edson Bor-Seng-Shu et al [21], em 43 casos de HED do FFC, encontraram a origem do sangramento em apenas 20 pacientes. Em 17 casos a origem foi o seio lateral e em 3 casos o sangramento foi devido a exsudação dos vasos meníngeos. Malik NK et al [60] encontraram hemorragia venosa com origem nos seios da face em 13 pacientes (27,08% dos casos) e hemorragia óssea fractural em 7 pacientes (14,58%). A origem do sangramento não foi identificada em 28 pacientes (58,33% dos casos). Toshiaki Hayashi et al [14] encontraram sangramento de origem arterial em 9,51% dos casos, o seio lateral foi responsável pelo sangramento em 14,28% dos casos e a origem do sangramento foi o seio occipital em 4,75% dos casos, além disso, a origem do sangramento pode ser mista, arterial e venosa. Thierry et al [11] publicaram um caso entre 20 em que um HED temporal clássico se fundiu à fossa posterior com uma fratura da escama temporal que se desprendeu e lesou o seio sigmoide. Kabre et al [13] também publicaram 02 casos de HED da FFC onde a origem do sangramento foi uma artéria mista tanto da artéria meníngea posterior quanto do seio lateral.

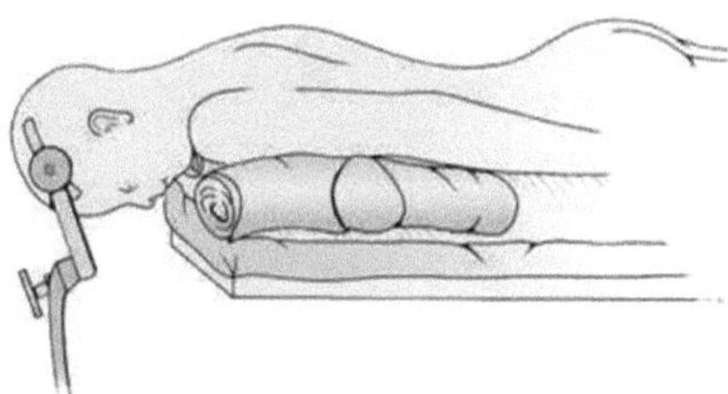

Figura 26: A posição prona em neurocirurgia.

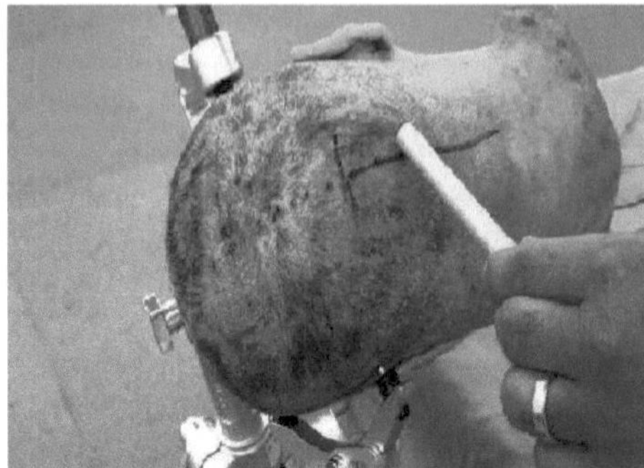

Figura 27: A incisão suboccipital na linha média (vista do cadáver).

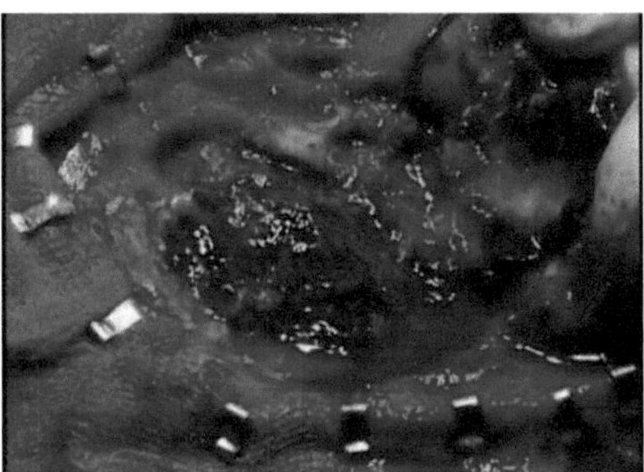

Figura 28: Aspeto operatório de HED da FFC após craniectomia suboccipital.

2.3. Tratamento médico

A cirurgia descompressiva deve ser combinada com uma neuro-ressuscitação eficaz destinada a combater a lesão cerebral central e sistémica (ACSOC e ACSOS) e a manter as funções vitais [52].

2.3.1 Pré-operatório

Em caso de coma imediato, a intubação e a ventilação eficaz do doente são imperativas para combater a hipóxia e a hipercapnia, factores que agravam a lesão cerebral. Os distúrbios cardiovasculares devem ser corrigidos e a pressão arterial sistémica estabilizada [53,55]. Um estado de choque evidente é corrigido pelo enchimento vascular, que deve ser limitado ao estritamente necessário, para evitar a hipervolémia que favorece o edema cerebral. A transfusão é necessária em caso de anemia aguda, assim como a correção de eventuais distúrbios iónicos [53-55]:

- Osmoterapia com manitol a 20% numa dose de 0,25 a 1g/kg durante 20 min, a cada 4-6 horas, desde que o doente esteja hemodinamicamente estável [55].
- Os diuréticos de alça, como a furosemida, reduzem o volume de sangue e a pressão venosa,

diminuindo a secreção de LCR, o que causa uma queda na pressão intracraniana. A dose usual é de 20 mg IV a cada 06 horas [55].

- Restrição de fluidos e sódio: Todas as pessoas feridas estão sujeitas a restrição de fluidos e sódio. Suplementação de hidrossódio com 10 ml/kg de solução salina isotónica durante 48 horas [55].

Medidas simples também podem ser tomadas para combater o edema cerebral, como a elevação da cabeça a 30° para melhorar a drenagem venosa e a hiperventilação assistida com hipocapnia controlada [53,85].

2.3.2Intra-operatório

A transfusão deve ser considerada sempre que necessário, particularmente em crianças, dada a sua baixa massa sanguínea; a HED da PCF pode levar a choque hemorrágico. O tratamento anti-edema pode ser mantido [53,55].

2.3.3Pós-operatório

O objetivo da reanimação pós-operatória é assegurar uma monitorização clínica rigorosa, manter um bom equilíbrio de fluidos e electrólitos e realizar uma enfermagem cuidadosa para evitar distúrbios tróficos. A antibioticoterapia é necessária em todos os casos de traumatismo craniano aberto [53,85].

VIII.Evolução e prognóstico :

1. Mortalidade

A taxa de mortalidade por HED em PCF foi significativamente reduzida graças ao advento da tomografia cerebral e aos avanços nos serviços de emergência e transporte, bem como na neuro-ressuscitação. O resultado está intimamente ligado ao diagnóstico e tratamento precoces [49, 87, 88, 89].

Tabela 17: Taxas de mortalidade por autor e por ano.

Autor	Ano de publicação	Número total de caso	Mortalidade
Roda [25]	1983	83	26,5%
THIERRY [13]	1990	20	10%
Prusty [64]	1995	17	17,6%
A Kabre [13]	2001	20	5%
	2004	43	4,7%
Hayashi [14]	2007	21	4,8%
Aykut Karasu [20]	2008	65	3,8%
Roka YB [15]	2008	43	7%
Bogdan Asanin [16]	2009	18	11,11%
Jae-Won Jang [22]	2011	34	2,9%
Altay Sencer [28]	2012	40	0%
Meknassi [18]	2014	29	0%
A nossa série	2015	25	0%

2. Acompanhamento :

Os doentes tratados por DCE da FFC devem ser seguidos regularmente na consulta externa de neurocirurgia, com base no exame clínico e na TC cerebral injectada com contraste iodado [89,91].Não existe consenso na literatura quanto à frequência de monitorização por TC após o fim do tratamento, mas é aceite que pelo menos uma TC cerebral sem injeção de contraste deve ser realizada no prazo de um mês após o fim do tratamento. A recorrência tardia da HED na PCF é excecional. A RM cerebral pode contribuir para a avaliação das sequelas do traumatismo craniano [85,89].

3. Efeitos secundários

As sequelas também se tornaram cada vez mais raras graças aos avanços na neuro-ressuscitação e nas investigações neurorradiológicas. Esta morbilidade pode ser neurológica, intelectual ou psico-afectiva [89-93].

3.1. Sequelas funcionais

A pontuação GOS aos três meses foi favorável, ou seja, entre 4 e 5 em 23 dos nossos doentes, em conformidade com a maioria das revisões da literatura (tabela 18).

Quadro 18: Tendências dos doentes por série

Autor	GOS entre 4 e 5	GOS entre 2e 3	GOS em 1
A Kabre [13]	80%	15%	5%
Edson Bor-Seng- Shu [21]	90,6%	4,6%	4,7%
Toshiaki Hayashi [14]	85,5%	9,5%	4,8%
Aykut Karasu [20]	92,4%	3,8%	3,8%
Meknassi [18]	93,1	6,9%	0%
A nossa série	92%	8%	0%

Apesar deste resultado "neurológico" frequentemente satisfatório, a reinserção familiar e socioprofissional das pessoas com traumatismo craniano não é simples.

3.2. Síndrome de lesão cerebral subjectiva

A síndrome subjectiva do traumatismo craniano ou síndrome pós-concussão é definida como o conjunto de perturbações sentidas por pessoas lesionadas que sofreram uma concussão e que apresentam sintomas não objectiváveis [90]. Os sintomas são dominados por dores de cabeça, tonturas e problemas auditivos ou visuais. Os tratamentos medicamentosos sintomáticos são frequentemente decepcionantes para estes doentes [90,93].

3.3. Consequências neuropsicológicas

Na maioria dos casos, as perturbações são muito discretas, resultando em perturbações da aprendizagem e da memória [90,91]. Nas crianças, estas sequelas são relativamente ligeiras, mas a atenção e a memória podem ser inibidas em certa medida, levando ao insucesso escolar. Estas sequelas acompanham todos os estados deficitários pós-traumáticos. As perturbações do carácter (instabilidade do humor, impulsividade), a regressão emocional e as exigências para a família são uma constante. Estas sequelas dependem, em parte, da reação superprotectora da família (que evita qualquer risco ou iniciativa para a criança, impedindo assim uma reintegração atempada na vida social), ou da reação excessivamente exigente (que exige ao indivíduo, por vezes deficiente, um esforço que está claramente para além das suas forças, pelo menos temporariamente) [89, 92, 93].

CONCLUSÕES

O hematoma extradural (HED) ou hematoma epidural é uma complicação pouco frequente, mas potencialmente grave, do traumatismo craniano. Define-se pela acumulação de sangue no espaço epidural, ou seja, entre a mesa interna do osso e a dura-máter. Ocorre muito raramente na fossa cerebral posterior, mas é particularmente grave porque resulta geralmente de um traumatismo direto e violento aplicado diretamente na região occipital. O objetivo do nosso estudo foi descrever o tratamento atual dos hematomas extradurais da fossa cerebral posterior.O tratamento dos hematomas extradurais beneficiou muito com os avanços da imagiologia médica e, em particular, com o advento da tomografia computorizada (TC) cerebral, que permite não só fazer uma avaliação completa da lesão na urgência, mas também estabelecer a indicação cirúrgica, monitorizar e seguir os doentes após o tratamento. Estudámos o tratamento dos hematomas extradurais da fossa cerebral posterior pelo serviço de neurocirurgia do Hospital Militar de Tunes, relativamente a 25 doentes durante um período de 16 anos (janeiro de 2000 a dezembro de 2015). Incluímos todos os casos de hematomas extradurais da fossa cerebral posterior cujo diagnóstico foi confirmado por TC cerebral. Foram excluídos do estudo os doentes com HED supratentorial isolado na TC cerebral.Estudámos os dados epidemioclínicos e radiológicos, as atitudes terapêuticas, os métodos de monitorização e o outcome, comparando os nossos resultados com os de outras séries publicadas.Encontrámos uma frequência anual de 1,56 casos por ano, com uma idade média de 26,84 anos e um predomínio do sexo masculino, com um sex ratio de 3,16. As etiologias foram dominadas pelos acidentes de viação (48%), seguidos dos acidentes domésticos (28%) e das agressões (24%). O mecanismo de trauma foi o impacto direto na região nuco-occipital em 76% dos nossos doentes. O tempo médio de consulta foi de 24,08 horas, a noção de perda de consciência inicial (PIC) foi encontrada em 76% dos casos e o intervalo livre foi encontrado em 56% dos casos. Os sinais clínicos foram dominados pela hipertensão intracraniana, presente em 88% dos doentes.A avaliação do estado de consciência através da escala de Glasgow mostrou que 88% dos nossos doentes tinham uma GCS entre 13 e 15, 8% dos doentes tinham uma GCS entre 8 e 12 e 4% dos nossos doentes tinham uma GCS inferior ou igual a 7. Os sinais neurológicos focais estavam presentes em 48% dos casos, com predomínio da síndrome cerebelar (40%) e dos sinais meníngeos (16%). Verificámos que 20% dos nossos doentes apresentavam uma ferida no couro cabeludo occipital e que todos os nossos doentes estavam hemodinâmica e respiratoriamente estáveis. O diagnóstico de hematoma extradural da fossa cerebral posterior foi estabelecido em todos os nossos doentes. Os HED da FCP eram todos unilaterais, com 64% do lado direito e 36% do lado esquerdo. A aparência típica de lente biconvexa espontaneamente hiperdensa foi observada em 80% dos casos. A espessura do HED era superior a 10 mm em 32% dos casos, com efeito de massa.A TC revelou ainda uma linha de fratura occipital em 60% dos doentes e permitiu identificar outras lesões cranioencefálicas em 52% dos doentes, incluindo HED supratentorial em 12% dos casos. As lesões extracranianas foram encontradas em 24% dos nossos doentes, com predomínio das lesões faciais (16%). O tratamento cirúrgico foi efectuado de urgência em 8 casos, ou seja, 32% dos casos. Foi efectuado de forma secundária em 3 doentes (12%), na sequência de uma alteração secundária do estado de consciência ou de uma TAC cerebral de seguimento que mostrava um aumento do volume do HED da PCF. Todos os doentes foram submetidos a uma craniectomia suboccipital óssea com evacuação do hematoma e hemostase. Apenas um doente (4%) foi submetido a um retalho supratentorial durante a mesma operação, permitindo a evacuação de um DHE sustentorial homolateral. A hemorragia foi duarterial em 3 doentes, foi encontrada uma ferida no seio lateral em 2 doentes e a hemorragia foi de origem óssea, fracturada em apenas um doente. Relativamente à monitorização pós-operatória, todos os doentes foram submetidos a monitorização clínica de sinais de HTIC e GCS duas vezes por dia, com exame neurológico completo todos os dias para pesquisa de sinais de localização. 14 doentes beneficiaram de tratamento conservador, ou seja, monitorização clínica e escanográfica rigorosa associada a tratamento médico que consiste em medidas de combate aos factores de agressão cerebral de origem central (HTIC, edema cerebral e hidrocefalia) e de origem sistémica, através da manutenção de uma ventilação eficaz, de um estado hemodinâmico estável e da correção de eventuais distúrbios iónicos ou anemia. Todos os nossos doentes foram submetidos a uma TAC cerebral de seguimento sem injeção de meio de contraste 24 a 48 horas após a evacuação do hematoma. Em 100% dos casos, verificámos uma redução significativa da espessura do HED para ≤ 5 mm, ou mesmo o seu desaparecimento, associado a uma regressão completa do efeito de massa. Os indivíduos que não foram submetidos a cirurgia realizaram inicialmente uma TAC cerebral de seguimento a cada 24 a 48 horas durante os primeiros 5 dias. Esta mostrou um ligeiro aumento do tamanho do hematoma em 3 casos, que não necessitaram de cirurgia. No entanto, o aumento do tamanho do hematoma foi em 3 doentes, exigindo evacuação cirúrgica. Durante o seguimento dos doentes na consulta externa de neurocirurgia, num período de 6 meses a 2 anos, 4 doentes perderam o seguimento e 72% dos restantes doentes receberam pelo menos 2 consultas e uma TAC cerebral de seguimento nos 3 meses seguintes à alta.

A evolução foi favorável em 92% dos casos.

Assim, podemos concluir, com base nos vários dados estudados na literatura e na nossa própria série, que o hematoma extradural da fossa cerebral posterior é uma patologia rara, mas que representa uma verdadeira emergência diagnóstica e terapêutica, podendo pôr em risco a vida e causar sequelas neurológicas graves. O seu tratamento requer uma colaboração estreita entre o neurocirurgião e o médico dos cuidados intensivos.

Os acidentes rodoviários são a principal causa.

O quadro clínico do HED na FPC é classicamente definido por um drama de três fases, iniciando-se com o traumatismo, que se pode acompanhar de uma perda inicial de consciência, seguida de um período de lucidez ou intervalo livre, e depois a fase de agravamento secundário, em que surgem sinais neurológicos e alteração da consciência.No entanto, a forma clínica típica do hematoma extradural da fossa cerebral posterior nem sempre está presente, sendo que a presença de um ponto de impacto na região cérvico-occipital e a noção de intervalo livre devem levantar o diagnóstico.A sua associação com outras lesões intracranianas, bem como com lesões extracranianas no contexto de politraumatismo, deve ser sempre cuidadosamente avaliada, dado o risco de potenciação da lesão. A TC cerebral sem injeção de meio de contraste é o exame fundamental, permitindo estabelecer o diagnóstico com urgência, completar a avaliação da lesão e orientar a conduta terapêutica.O tratamento conservador pode ser proposto se o doente estiver perfeitamente consciente, com um exame neurológico normal e se a espessura do hematoma for inferior a 15mm com um volume inferior a 10 ml, sem efeito de massa nas estruturas medianas.Noutros casos, o tratamento do hematoma extradural da fossa cerebral posterior é essencialmente cirúrgico, consistindo numa craniectomia suboccipital combinada com a abertura do forame magno, a evacuação do hematoma e a hemostase. Além disso, o tratamento cirúrgico é necessário em caso de deterioração secundária do estado de consciência ou de aparecimento ou agravamento de sinais de hipertensão intracraniana, associados ou não a sinais de localização. Por último, o tratamento médico consiste em medidas para combater os factores que podem levar a lesões cerebrais de origem central (HTIC, edema cerebral e hidrocefalia) e de origem sistémica, mantendo uma ventilação eficaz, um estado hemodinâmico estável e a correção de eventuais distúrbios iónicos ou anemia. A monitorização clínica e escanográfica é essencial, sobretudo na ausência de cirurgia, dado o possível agravamento que exigiria a evacuação cirúrgica urgente, mas também nos doentes submetidos a cirurgia, para avaliar a qualidade da evacuação do hematoma, bem como o grau de progressão das lesões cerebrais e/ou cerebelares associadas.O prognóstico global dos hematomas extradurais da fossa cerebral posterior é bom, ocorrendo a morte apenas nas formas tardias, nas formas com profundo comprometimento da consciência e nas formas associadas a outras lesões intracranianas ou extracranianas que fazem parte de um politraumatismo. As sequelas funcionais são representadas principalmente pela síndrome subjectiva do traumatismo craniano e pelas sequelas neuropsicológicas, que podem afetar a qualidade de vida do doente mesmo após a alta hospitalar e ter um impacto importante na maioria das suas actividades diárias.

REFERÊNCIAS

1. Brown AW, Elovic EP, Kothari S, Flangan SR, Kwasnica C. Congenital and acquired brain injury: epidemiology, pathophysiology, prognosis, innovative treatments, and prevention. Arch Phys Med Rehabil. 2008;89Suppl1:S3-S8.

2. Maas AL, Stocchetti N, Bullock R. Moderate and severe traumatic brain injury in adults (Traumatismo crânio-encefálico moderado e grave em adultos). The Lancet Neurology. 2008;7:728-41.

3. Bouchet A, Guilleret J. Anatomia topográfica descritiva e funcional, o sistema nervoso central. 6ª edição. Paris: SIMEP;1991.

4. Albert L, Rhoton JR. Cerebelo e quarto ventrículo. Neurosurgery.2000;47:7- 27.

5. Standring S. Gray's anatomy, the anatomical basis of clinical practice (Anatomia de Gray, a base anatómica da prática clínica). 39ª edição. London. Elsevier;2008.

6. Singh A, Aaron P, Wessell BS, Vijay K, Anand M, FACST et al.Anatomia e fisiologia cirúrgica para o cirurgião da base do crânio.Operative Techniques in Otolaryngology- Head and Neck Surgery. 2011;22(3):184-93.

7. Chirag RP, Juan C, Fernandez M,Wei-Hsin W, Eric W, Wang M et al.Skull base anatomy. Otolaryngologic Clinics of North America. 2016;49(1):9-20.

8. Albert L, Rhoton JR. Artérias cerebelares. Neurosurgery. 2000;47:29-68.

9. Chapman PR, Asim K, BagR, Tubbs S, Gohlke P. Anatomia Prática da Região Central da Base do Crânio.Seminários em Ultrassom, TC e RM. 2013;34(5):381-92.

10. Albert L, Rhoton JR. Veias da fossa posterior. Neurosurgery. 2000;47:69-92

11. Thierry A, Sauteaux JL, Chandan N, Marin D, Giroux M. Hematoma extradural da PCF. Neurochirurgie. 1990;36(1):39-44.

12. Costa Clara JM, Clavaimunt E, Ley L, Lafuente J. Hematomas extradurais traumáticos da fossa posterior. Childs Nery.Syst. 1996;12(3):14-8.

13. AKabre, Alliez JR, Kaya JM, Bou Harb G, Reynier Y, Alliez B et al. Hematoma extradural da fossa posterior. Neurochirurgie.2001;47:105-10.

14. Hayashi T, Kameyana M, Imoizumi S, Kamii H, Onuma T. Acute epidural hematoma of the posterior fossa - cases of the acute clinical deterioration. American Journal of Emergency Medicine. 2007;25:989-95.

15. Roka YB, Kumar P, Bista P, Sharma GR, Adhikari D. Traumatic Posterior Fossa Extradural Haematoma.Nepal Med Assoc. 2008;47(172):174-8.

16. Bogdan Asanin. Traumatic epidural hematomas in posterior Cranial Fossa.Ata clin croat. 2009;48:27-30.

17. Cuirea AV , Nuteanu L, Simionescu U, Georgescu S. Hematomas extradurais da fossa posterior em crianças, relato de nove casos. Childs Nerukyst. 1993;9(4):224-8.

18. Meknassi Mohamed. les hématomes extraduraux de la fosse cerebrale posterieure(a propos de 29 cas et revue de la litterature) [Tese]. Medicina :Fès; 2014.131p.

19. Dirim BV, Öruk C, Erdogan C, Gelal F, Uluç E. Hematomas traumáticos da fossa posterior. Diagn Interv Radiol. 2005;11:14-18.

20. Karasu A , Sabanci PA, Izgi N, Imer M, Sencer A, Cansever T et al. Traumatic epidural hematomas of the posterior cranial fossa.Surgical Neurology. 2008;69:247- 52.

21. Bor-Seng-Shu E, Aguiar PH, De Almeida Leme RJ, Mandel Almir Ferreira De Andrade M, Marino R. Hematomas epidurais da fossa craniana posterior. Neurosurg Focus. 2004;16(2):1-4.

22. Jang JW, Lee JK, Seo BR, Kim SH. Hematoma epidural traumático da fossa craniana posterior. British Journal of Neurosurgery. 2011;25(1):55-61.

23. Besson G,Legu Yader J, Bagot D'Arc M, Garre H. HED do FCP. Problemas de diagnóstico (10 observações). Neurochirurgie. 1978;24:53-63.

24. Zuccarello M, Andrioli GC, Fiore DL, Longatti PL, Pardatscher K, Zampieri P. Hemorragia traumática da fossa posterior em crianças. Actat Neurichir. 1982;62(2):79- 85.

25. Roda JM, Gimenez D, Perez-Higueras A, Blazquez MG, Perez Alvarez M. Hematomas epidurais da fossa posterior: uma revisão e síntese. Surg. Neurol. 1983;5:419-24.

26. Jamjoom A, Cummu SB, Jamjoom ZA. Caraterísticas clínicas do hematoma extradural traumático: uma comparação entre crianças e adultos. Neurosurg. 1994;17(4):277-81.

27. Ersalin Y, Mutluer S. Hematomas extradurais da fossa posterior em crianças. Pediatr. Neurosurg 1993;19(1):31-3.

28. Sencer A, Aras Y, Osma N Akcakaya M, Goker B, Krisis T et al. Hematomas epidurais da fossa posterior em crianças: experiência clínica com 40 casos. J Neurosurg Pediatrics. 2012;9:139-43.

29. Ammirati M, TomitaT. Hematoma epidural da fossa posterior durante a infância. Neurosurgery. 1984;14:541-4.

30. Sautreaux JL, Binnert D, Thierry A, Pelikan MC, Ordas M, Couaillier JF et al. Tomografia computorizada em traumatologia craniana, estudo crítico de 500 casos. Neurosurgery. 2000;28:263-70.

31. Belotti C, Medina M, Baralle S, Oliveri G, Et-Torre F, Suturiale C et al. Hematomas extradurais crónicos da fossa craniana posterior. Surg neurol. 1987;27:580-4.

32. Sheng HS, Youb CG, Yang L, Zhang N, Lin J, Lin FC et al. Minicraniectomia com trefinação para hematomas epidurais traumáticos da fossa posterior em pacientes pediátricos selecionados. Jornal Chinês de Taumatologia. 2017;20(4):212-5

33. Cook RJ, Dorsch NWC, Fearnside MR, Chaseling R. Previsão de resultados em hematomas extradurais. Ata Neurochirurgica. 1988;95:90-4.

34. Jamieson KG, Yelland JDN. Hematoma extradural: relato de 167 casos. J. Neurosurg. 1968 ;29:13-23.

35. Remond J, Fisher G. Hématome extradural, sous dural, intracérébral : dg et principes du traitement. Rev Prat. 1990 ;40(26):2495-8.

36. Servadei F, Faccani G, roccella P, Seracchioli A, Godano U, Ghadirpour R et al. Hematomas extradurais assintomáticos. Resultados de um estudo multicêntrico de 158 casos de traumatismo craniano ligeiro. Ata Neurochir. 1989;96(1-2):39-45.

37. Jiang JY. Traumatismo craniano na China.Injury.2013;44(11):1453-7.

38. Rabbai O, Hachimi A, Charra B, Benslama A, Motaouakkil S. Hematoma extradural do vértice devido a rutura do seio longitudinal superior. Annales françaises d'anesthésie et de réanimation 2006;25:462-70.

39. Devaux B, Roux FX, Chodkiewicz JF. O HED na era do SAMU e do scanner. Neurochir. 1986;32:221-5.

40. Willis J, Kiessling IV, Dean A. Hertzler II, Drucker DEM, Heather S et al.Traumatic Frontal Epidural Hematoma Caused by Multiple Arterial Injuries in the Anterior Fossa.World Neurosurgery. 2017;97:757-8.

41. Benmoussa H, Mouhoub F, Tamehmacht M, Rifi L, Bellakhdar F. Hematoma extradural não operado. A propos de 3 observations. Neurochirurgie. 1992;38:42-45.

42. Sakai H, Takagi H, Ohtaka H, Tanabe T, Ohwada T, Yada K. Alterações em série no tamanho do hematoma extradural agudo e alterações associadas no nível de consciência e na pressão intracraniana. J Neurosurg. 1988;68:566-70.

43. Chen TY, Wong CW, Chang CN, Lui TN, Cheng WC, Tsai MD et al. O tratamento expetante de hematomas epidurais supratentoriais "assintomáticos".Neurosurgery. 2013;32(2):176-9.

44. Pang D, Horton JA, Herron JM, Wilberger JE, Vries JK. Nonsurgical management of extradural hematomas in children.J Neurosurg. 1983;59:958-971.

45. Tuncer R, Kazan S, Ucar T, Acikbas C, Saveren M. Conservative management of epidural hematomas: estudo prospetivo de 15 casos. Ata Neurochir. 1993;121:48- 52.

46. Kaufman HH, Herschberger J, Koptnik T, Mc Allister P, Hogg J, Conner T et al. Hematomas extradurais crónicos: indicações para cirurgia. Br J Neurosurg. 1992;6:359- 64.

47. Aoki N. Resolução rápida de hematoma epidural agudo. J Neurosurgery. 1998;68:149-151.

48. Nixon M, Ambekar S, Zhang S, Markham C, Akbarian-Tefaghi H, Morrow K et al. Traumatic Injury to the Posterior Fossa.2014;32(4):943-55.

49. Nagi S, Ben Reguiga M, Kaddour C, Miaoui A, Ghorbel D, Maatallah Y et al. Extradural hematoma of the posterior fossa: A propos de 4 pediatric observations. Journal de Pédiatrie et de puériculture. 2007;20:29-32.

50. Kumar R, Kataria R, Sardana V, Gupta P. Hematoma epidural retroclival pós-traumático

com luxação atlanto-axial: Um relato de caso raro e revisão da literatura. 2014;11(2):154-8

51. Paul E. Marik L, Varon J, Trask T.Management of head trauma.Chest. 2002; 122:699-711.
52. Tavender EJ, Bosch M, Green S, O'Conner D, Pitt V, Phillips K et al. Quality and consistency ofguidelines for the management of mild traumatic brain injury in theemergency department. Acad Emerg Med. 2011;18:880-9.
53. Pearson J, Henning J, Woods K. Management of major trauma. Anaesthesia & Intensive Care Medicine. 2017;18(8):383-5.
54. Teasdale G, Jennett B. Assessment of coma and impaired consciousness.A practical scale.Lancet.1974;2:81-4.
55. Vrankovic DJ, Splavski B, Hecimovic I. Hematomas traumáticos agudos da fossa posterior: experiência com onze casos. Neurol Croat. 1994;43:21-30.
56. Wynell-Mayow W, Guevel B, Quansah B, O'Leary R, Carrothers AD. Caminho do Politrauma de Cambridge: Estamos a tomar decisões devidamente orientadas? 2016;47(10):2117-21.
57. Cataltepe O, Ozcan OE. Hematoma epidural traumático da fossa posterior na infância: 16 novos casos e revisão da literatura. Br J Neurosurg.2003;17:226- 9.

58. Oxford RG, Chesnut RM. Neurosurgical Considerations in Craniofacial Trauma (Considerações neurocirúrgicas no trauma craniofacial). Clínicas de Cirurgia Plástica Facial da América do Norte. 2017;25(4):479-91.
59. Wintermark M, Sanelli PC, Anzai Y, Tsiouris AJ, Whitlow CT. Imagingevidence and recommendations for traumatic brain injury:conventional neuroimaging techniques. J Am Coll Radiol. 2015;12:1-14.
60. Malik NK, Makhdoomi R, Indira B, Shankar S, Sastry K. Hematoma extradural da fossa posterior: nossa experiência e revisão da literatura. Surgical Neurology. 2007;68(2):155-8.
61. Shetty VS, Reis MN, Aulino JM, Berger KL, Broder J, Choudhri AF et al. Critérios de adequação do ACR para traumatismo craniano. 2016; 13(6):668-79.
62. Garza Mercado R. Hematoma extradural da fossa craniana posterior relato de sete casos com sobrevida. J Neurosurg.1983;59(4):664-72.

63. Rincon S, Gupta R, Ptak T. Capítulo 22 - Imagiologia do traumatismo craniano. Manual de Neurologia Clínica. 2016;135:447-77.

64. Prusty GK, Mohanty A. Hematoma extradural da fossa posterior. J Indian Med Assoc. 1995;93(7):25-8.

65. Salcman M, Pevsner PH. O valor da RMN no traumatismo craniano - comparação com a TC. Neurochirurgie.1992 ;38:329-32.
66. Miller JD, Murray LS, Teasdale GM. Desenvolvimento de um hematoma intracraniano traumático após um traumatismo craniano "menor". Neurosurg. 1990;27(5):669-73.

67. Almenawer SA, Bogza I, Yarascavitch B, Sne N, Farrokhyar F, Murty N et al. The value of scheduled repeat cranial computed tomography after mild head injury: single- center series and meta-analysis. Neurosurgery. 2013;72(1):56-64.

68. Hounsfild G N. Qualidade de imagem da tomografia computorizada. Am J Roentgenol. 1976;127:3-9.

69. Metting Z, A Rödiger L, De Keyser K, van der Naalt J. Structural and functional neuroimaging in mild to moderate head injury. The Lancet Neurology.2007;6:699- 710.

70. Mathis JM, Sowers JJ, Zelenik ME. Pathognomonic CT findings of posterior fossa epidural hematoms.Comput radiol. 1984;8:395-401.

71. Smith HK, Miller JD. O perigo da tomografia computorizada ultra-precoce num doente com um hematoma epidural agudo em evolução. Neurosurgery. 1991;29:258-60.

72. Ford LE, Mc Laurin RL. Mecanismos dos hematomas extradurais. 1963;20:760-769.

73. Servadei F, Nanni A, Nasi MT, Zappi D, Vergoni G, Giuliani G et al. Evolução das lesões cerebrais nas primeiras 12 horas após o traumatismo craniano: análise de 37 pacientes comatosos. Neurosurgery.1995;37:899-906.

74. Poon WS, Rehman SU, Poon CY, Li AK. O hematoma extradural traumático de início tardio não é uma raridade. Neurosurgery. 1992;30:681-6.

75. Fankhauser F, Uske A, De Tribolet N. Hematomas epidurais tardios: relato de caso de 8 pacientes. Neurochir. 1983;29:255-60.

76. Mathis JM, Sowers JJ, Zelenik ME.Achados patognomónicos em TC de hematomas epidurais da fossa posterior.Computerized Radiology. 1984;8(6):395-401.

77. Kurosu A, Amano K, Kubo O, Himuro H, Nagao T, Akihiro A et al. Relato de um caso de hematoma epidural de Clivus. J. Neuro. Surg.1990;72(4):660-2.

78. Orrison WW, Gentry LR, Stimac GK, Tarrel RM, Espinosa MC, Cobb LC. Comparação cega de TC craniana e RM na avaliação de traumatismo craniano fechado.AJNR AM J Neuroradiol. 1994;15(2):351-6.

79. Lecuire J, Hor F, Bret PH, Deruty F, Capoeville. la scannographie d'urgence dans les hématomes extraduraux intracrâniens traumatiques. Lyon chirurgia, 1983;79(1):3- 4

80. D'Avella D, Servadei F, Scerrati M. Traumatic intracerebellarhemorrhages: a clinico radiological analysis of 81 cases. Neurosurgery. 2002;50:16-25.

81. Paillas J, Lecuire J. Nouveau traité de technique chirurgicale. Paris: Masson;1975.

82. Lahat E, Livne M, Barr J, Schiffer J, Eshel G.The management of epidural hematomas-surgical versus conservative treatment.Eur J Pediatr. 1994;153:198- 201.

83. Moura Dos Santos AL, Plese JPP, Ciquinic O, Shu EBS, Manreza LA, Marino R et al. Hematomas extradurais em crianças. Pediatr Neurosurg. 2004;21:50-4.

84. Sullivan TP, Jeffrey G, Jarvik W, Cohen A. Follow-up of conservatively managed epidural hematomas: implications for timing of repeat CT. AJNR Am J Neuroradiol. 1999;20:107-13.

85. Weiss N, Galanaud D, Carpentier A, De Montcel ST, Naccache L, CoriatP et al. Uma abordagem clínica e de RMN combinada para a avaliação dos resultados do traumatismo craniano em doentes comatosos. J Neurol. 2008;255:217-23.

86. Servadei F, Faccani G, Roccella P, Seracchioli A, Godano U, Ghadirpour R et al. Hematomas extradurais assintomáticos: resultados de um estudo multicêntrico de 158 casos de traumatismo craniano ligeiro. 1989;96(1-2):39-45.

87. Knuckey NW, Gelbard S, Epstein MH. O tratamento de heamatomas epidurais "assintomáticos": um estudo prospetivo. J Neurosurg. 1999;70:392-6.

88. Pozzati E, Tognetti F, Gavallo M, Acciarri N. Hematomas extradurais da fossa craniana posterior: observação de uma série de 32 casos consecutivos tratados após a introdução da tomografia computorizada. Surgical Neurology. 1989;32(4):300-3.

89. Kuday C, Uzan M, Hanci M. Análise estatística dos factores que afectam o resultado dos hematomas extradurais: 115 casos. Ata Neurochir. 1994;131(3-4):203-6.

90. Wester K. Decompressive surgery for "pure" epidural hematomas: does neurosurgical expertise improve the outcome?.Neurosurg. 1999;44(3):495-500.

91. Servadei F. Factores de prognóstico em doentes adultos com traumatismo craniano grave e epidural
hematomas. Ata Neurochir. 1997;139(4):237-8.

92. Karasawa H, Furuya H, Naito H. Acute hydrocephalus in posterior fossa injury. J Neurosurg. 1997;86:629-32.

93. Suresh HS, Praharaj SS, Indira Devi B, Shukla D, Sastry Kolluri VR. Prognóstico em crianças com traumatismo craniano: uma análise de 340 pacientes. Neurology India. 2003;51(1):16- 8.

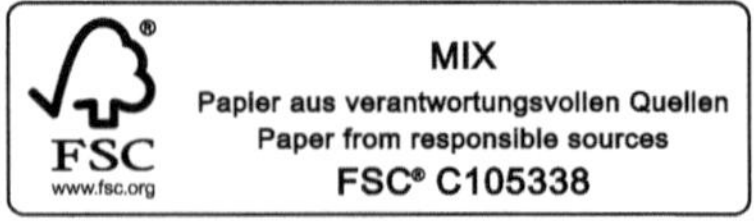

Printed by Books on Demand GmbH, Norderstedt / Germany